Grönbeck

Mit Homöopathie die Seele heilen

Meinen geliebten Kindern
Sophia, Uli, Nico
und meiner Enkelin Maya Eleni

W0406054

Liebe Leserin, lieber Leser,

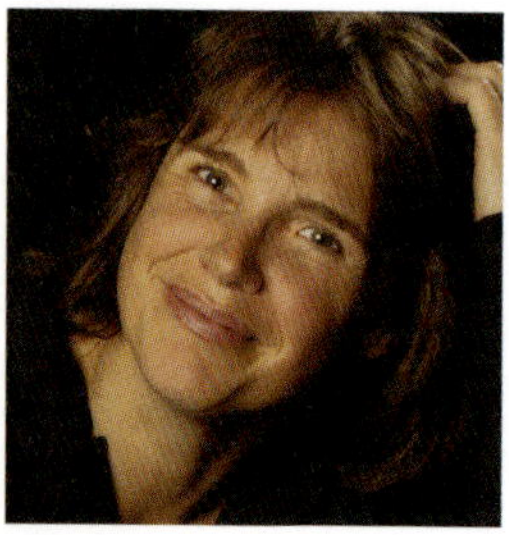

da ich Sie nun auf Ihrem Weg für eine kleine Strecke begleiten werde, möchte ich mich Ihnen kurz vorstellen. Ich wurde am 18. April 1960 in Pforzheim geboren. Nachdem ich mehrere Jahre als Anästhesieschwester gearbeitet habe, kam ich durch eine eigene Erkrankung zur Homöopathie. Meine Ausbildung hierzu machte ich an der Akademie für Klassische Homöopathie in München/Gauting. Schon immer interessierte ich mich für das menschliche Gehirn und absolvierte deshalb in Stuttgart noch weitere Ausbildungen: zum NLP Master Practitioner und in Klinischer Hypnose. Seit knapp zehn Jahren habe ich eine eigene Praxis für Klassische Homöopathie in Schützingen, einem wunderschönen Dorf zwischen Stuttgart und Karlsruhe.

Durch eine ungewöhnliche Begegnung mit einem älteren Herrn im Institut für Geschichte der Medizin der Robert Bosch Stiftung in Stuttgart stieß ich auf ein altes Buch meines Ururgroßvaters, Professor Dr. med. Gustav Jäger. So begann eine ungewöhnliche Geschichte, die zunächst dazu führte, dass ich ein altes Buch meines Ururgroßvaters neu auflegte. Das Hauptwerk, das mein Ururgroßvater geschrieben hatte, trug den Titel „Die Entdeckung der Seele", worunter er die Individualduftstoffe des Menschen verstand.

Mit dem Ihnen vorliegenden Buch „Mit Homöopathie die Seele heilen" schließt sich der Kreis dieser ungewöhnlichen Geschichte. Sie haben die Möglichkeit, sie auf meiner Website nachzulesen: www.forum-empore.de

Ganz herzlich danken möchte ich an dieser Stelle zwei patenten Frauen, ohne die man dieses Buch nicht in den Händen halten könnte: Frau Dr. Elvira Weissmann-Orzlowski und Frau Sabine Seifert. Sie haben mit ihrem Fachwissen zum Gelingen dieses Buches engagiert beigetragen. Außerdem möchte ich all den vielen unsichtbaren Heinzelmännchen, die dazu nötig waren, dass aus einer Daten-CD ein Buch wurde, und allen, die auf irgendeine Art und Weise daran beteiligt waren, ein herzliches „Danke!" sagen.

Selma Grönbeck

Selma Grönbeck

Mit Homöopathie die Seele heilen

Wie Ihnen natürliche Arzneien helfen, die Herausforderungen und Krisen des Lebens zu meistern

Haug

Bibliografische Information der Deutschen Bibliothek
Die Deutsche Bibliothek verzeichnet diese Publikation in der Deutschen Nationalbibliografie; detaillierte bibliografische Daten sind im Internet über http://dnb.ddb.de abrufbar

© 2004 Karl F. Haug Verlag in MVS Medizinverlage Stuttgart GmbH & Co. KG.,
Oswald-Hesse-Straße 50, 70469 Stuttgart

Das Werk ist urheberrechtlich geschützt. Nachdruck, Übersetzung, Entnahme von Abbildungen, Wiedergabe auf photomechanischem oder ähnlichem Wege, Speicherung in DV-Systemen oder auf elektronischen Datenträgern sowie die Bereitstellung der Inhalte im Internet oder anderen Kommunikationsdiensten ist ohne vorherige schriftliche Genehmigung des Verlages auch bei nur auszugsweiser Verwertung strafbar.

Die Ratschläge und Empfehlungen dieses Buches wurden von Autor und Verlag nach bestem Wissen und Gewissen erarbeitet und sorgfältig geprüft. Dennoch kann eine Garantie nicht übernommen werden. Eine Haftung des Autors, des Verlages oder seiner Beauftragten für Personen-, Sach- oder Vermögensschäden ist ausgeschlossen.

Sofern in diesem Buch eingetragene Warenzeichen, Handelsnamen und Gebrauchsnamen verwendet werden, auch wenn diese nicht als solche gekennzeichnet sind, gelten die entsprechenden Schutzbestimmungen.

Programmplanung: Dr. Elvira Weißmann-Orzlowski
Bearbeitung: Sabine Seifert · Satz/Grafik/Lektorat
Fotos: Apotheke Gudjons, DHU, Klaus Buschmann, Thomas Gienger, Selma Grönbeck, Heidi Offterdinger, Robert A. Patzner, Thomas Pieruschek, Norbert Reismann; MEV Verlag, Augsburg; CreativCollection, Freiburg; photoDisc, Seattle; Dynamic Graphics, USA; Corel Stock library, USA
Umschlaggestaltung: Cyclus · Visuelle Kommunikation, Stuttgart
Umschlagfotos: Getty
Satz: Sabine Seifert · Satz/Grafik/Lektorat
Druck und Verarbeitung: Druckhaus Köthen

ISBN 3-8304-2119-2

1 2 3 4 5

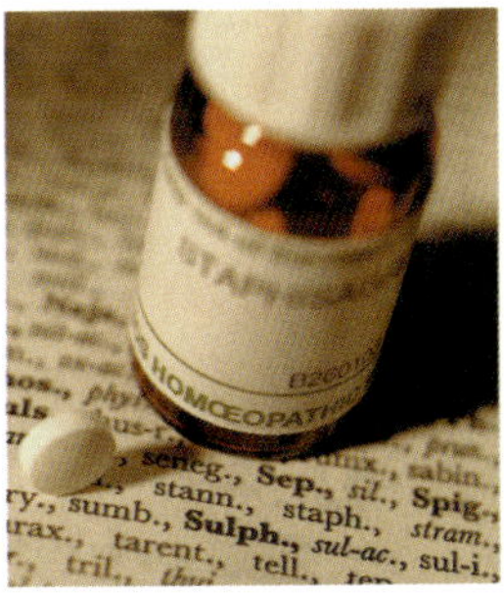

Was ist Homöopathie?

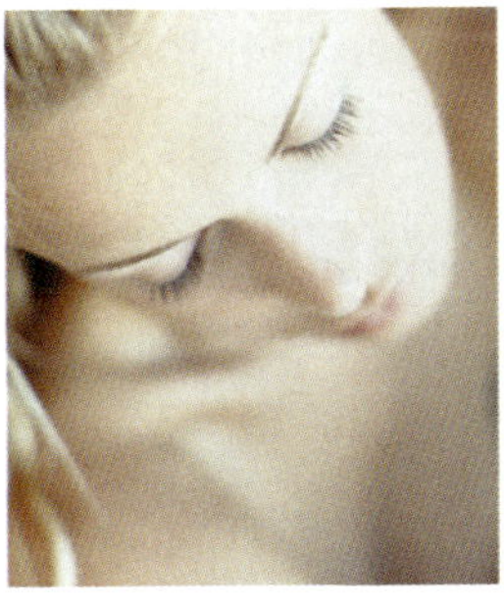

Gefühle und Homöopathie

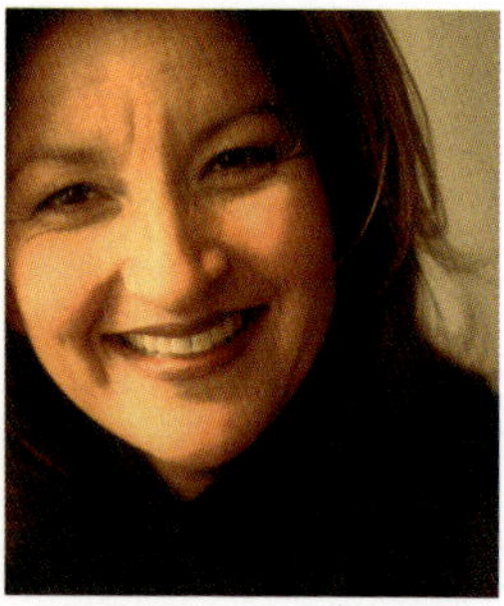

Homöopathie für die Seele

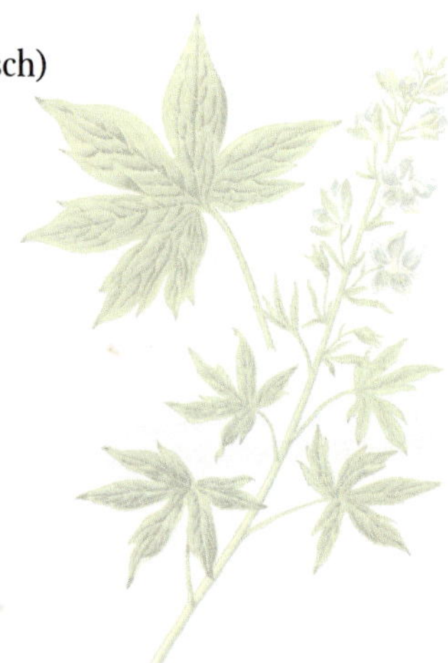

Halte mich!

Nach vorne schauen.
Neue Wege erblicken.
Leben erspüren.

Erst zögern – dann gehen.
Einen Fuß vor den anderen.

Spüren der Kraft.
Kitzel der Ahnung.
Und schließlich
mit deiner stärkenden Hand –
Faszination des Tuns.

Judith Wensky

Vorwort

Haben Sie im Moment den Boden unter den Füßen verloren und brauchen Hilfe und eine Portion Mut und Zuversicht? Dieser Ratgeber hilft Ihnen, die Grundlagen der Homöopathie zu verstehen und bietet zahlreiche praktische Hilfestellungen, anhand von Beispielen, welche mitten aus dem Leben gegriffen sind. Der Verlust eines Menschen durch Tod, Trennung oder Scheidung, Liebeskummer, Ärger und Mobbing am Arbeitsplatz, quälende Ängste um die Zukunft, den Job, die Gesundheit und selbst der ganz normale tägliche Wahnsinn können einem das Leben nicht gerade leicht machen. Die Homöopathie bietet Ihnen Hilfe und Unterstützung auch in schwierigsten Lebenslagen. Sie werden überrascht sein, wie viele verschiedene Symptome es an Ihrem Körper zu beobachten gibt und wie diese „Sprache Ihres Körpers" übersetzt werden und Sie zu Ihrem richtigen Heilmittel führen kann.

Ein Buch über die Heilung der Seele zu lesen setzt voraus, das Wort Seele zu verstehen. Seele, ein Wort, das in aller Munde ist. Aber: Was ist die Seele eigentlich? An was merken Sie, dass man ausgerechnet Ihre Seele heilen muss? Wie äußert sich das? Kann man die Seele sehen? Gibt sie Töne von sich? Kann man die Seele womöglich riechen? Wenn man die Seele heilen kann, muss sie ja schließlich irgendwo sein, oder? Was ist die Sprache der Seele? Was haben Gerüche mit Ihren Gedanken, Ihrer Gesundheit, Ihrer Krankheit und schlussendlich mit der Homöopathie zu tun? Sie werden völlig neue Ansätze kennen lernen und dürfen gespannt sein!

Ich wünsche Ihnen mit dem Buch alles Gute beim Finden Ihres homöopathischen Heilmittels und bei der Bewältigung Ihrer persönlichen Probleme. Haben Sie Vertrauen, lassen Sie sich Zeit, fordern Sie nicht zu viel auf einmal von sich. Es geht um die Kunst der kleinen Schritte.

In der Mitte der Nacht beginnt ein neuer Tag.

Ihre *Selma Grönbeck*

Einleitung

Heilen mit nichts?

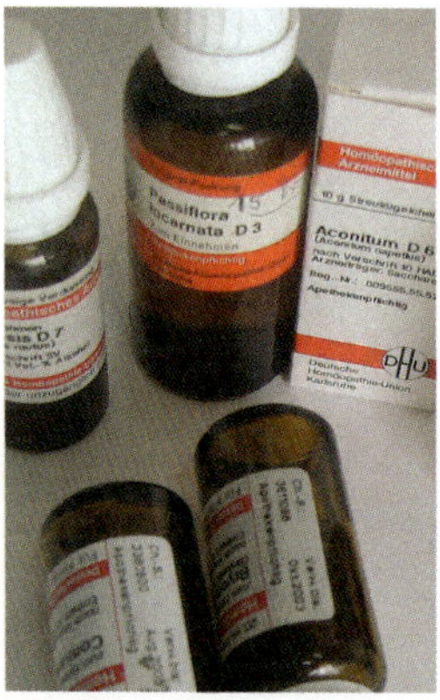

Als ich vor etwa 12 Jahren meine erste Begegnung mit der Homöopathie hatte, erklärte ich in vollkommener Unwissenheit die Homöopathen für „völlig abgedreht" und habe deshalb für jeden „Zweifler" das größte Verständnis: Nach sieben Jahre langer Odyssee bei zahlreichen Hautärzten hatte die „Schulmedizin" meinen scheußlichen Hautausschlag für unheilbar erklärt. Drei Hautärzte hatten vielerlei Salben an mir ausprobiert und im Prinzip hatte man immer nur die Haut angeschaut, aber nie gefragt, wie es mir geht. Meine Kollegin Renate schickte mich zu einem Homöopathen. In völliger Unkenntnis begab ich mich in die Behandlung und wunderte mich über die vielen Fragen, die mir dort gestellt wurden. Der Homöopath träufelte mir drei Tropfen eines Mittels auf die Zunge. Auf meine Frage, wie oft ich diese nun täglich einnehmen müsse, lächelte er und sagte: „Kommen Sie bitte in fünf Monaten wieder, sie bekommen nur diese drei Tropfen." Daraufhin konnte ich nur noch den Kopf schütteln und zweifelte sehr am Verstand des Homöopathen.

Ich sollte eines Besseren belehrt werden. Das Arzneimittel saß. Ab dem ersten Tag hatte ich keinen Juckreiz mehr und die großen runden Platten, die aussahen, als hätte mir jemand die Haut abgezogen, waren nach acht Monaten vollkommen verschwunden.

Ebenfalls verschwunden waren schreckliche Träume, die mich seit meiner Kindheit quälten: Als ich ungefähr acht Jahre alt war, begleitete ich meine Mutter zu einer Beerdigung. Meine Mutter steigerte sich an diesem Abend so in diese Geschichte hinein, dass ihr Herz aussetzte und mein Vater einen Arzt rufen musste. Meine Mutter dachte, dass sie gleich sterben würde, und gab deshalb mir und meinem Bruder lauter gute Ratschläge, was wir nach ihrem Tod alles machen sollten. Von dieser Nacht an sollte ich zukünftig fast jede Nacht schreckliche Alpträume in allen Variationen haben. Viele Monate lang schlich ich leise jeden Abend ins Schlafzimmer meiner Eltern, um mich zu vergewissern, ob meine Mutter noch atmete. Diese Alpträume blieben mir bis zu meinem dreißigsten Lebensjahr.

Ein verschwundener Hautausschlag hätte mich sicherlich noch nicht „bekehrt". Aber dass diese Träume nicht mehr kamen, das grenzte für mich an ein Wunder! Dieses Erlebnis wurde somit zum Auslöser, mich intensiv mit der Homöopathie auseinander zu setzen. Irgendetwas musste hinter diesem „Nichts" doch verborgen sein. Ich war versessen darauf, das herauszufinden. Neugierig und mit großem Wissensdurst verschlang ich Berge von Büchern. Jegliche Zeitlücke benützte ich zum Lesen.

Homöopathie bringt wieder in den richtigen Rhythmus

Vor allem das Geheimnis der Wirkungsweise ließ mich bis auf den heutigen Tag nicht los. Wahrscheinlich bin ich erblich vorbelastet, denn mein Ururgroßvater, Professor Dr. med. Gustav Jäger, wurde vor mehr als hundert Jahren beauftragt, zu beweisen, dass die Homöopathie nichts als eine Fata Morgana sei. Jedoch waren seine unerwarteten Ergebnisse der Schulmedizin so unbequem, dass man versuchte, sie schleunigst unter den Teppich zu kehren..

Durch das Lesen der alten Bücher meines Ururgroßvaters wurde mir die homöopathische Wirkungsweise ziemlich klar: Die individuellen Gerüche der Grundsubstanzen, welche durch die Verreibung oder Verschüttelung auf das Trägermaterial übertragen werden, sind mit ihrem individuellen Schwingungsmuster das Geheimnis der Wirksamkeit homöopathischer Arzneien. Dass auch Geruch Schwingung ist, wurde mir noch mehr klar, als mir Professor Hanns Hatt von der Ruhr-Universität in Bochum erzählte, dass man mit Laserstrahlen, welche auf Riechrezeptoren gerichtet werden, beispielsweise Vanillegeruch hervorrufen kann. Das würde auch das Phänomen erklären, dass man diese Frequenzen auf Zuckerkügelchen übertragen kann, welche mit der Grundsubstanz nicht in Berührung waren.

Diese Schwingungsmuster haben die Fähigkeit, das aus dem Lot gekommene Schwingungsmuster des Menschen wieder zu korrigieren und in den richtigen „Takt" zu bringen.

Man kann sich das so vorstellen: Ihr Gang, der Klang Ihrer Stimme, Ihre Handschrift, Ihre persönliche „Geschwindigkeit" haben im normalen, gesunden Zustand einen ganz individuellen Rhythmus. Durch verschiedenste Einflüsse – Giftstoffe aus Umwelt und Nahrung, scheinbar belanglose Geschehnisse des täglichen Lebens, aber auch solche, die tief greifende Folgen auf Ihren seelischen Zustand haben, beispielsweise eine Trennung oder der Tod eines lieben Menschen – führen innerhalb des Körpers zur Produktion bestimmter Stoffe, die Ihren persönlichen Rhythmus völlig aus dem Takt bringen können. Man kann beispielsweise am Gang sowie an der gesamten Körperhaltung und Körperspannung erkennen, wenn es einem Menschen schlecht geht: Die Schrift verändert sich, sie wird zittriger und ungleichmäßiger. Die Bewegungen verlangsamen sich, man kann vielleicht nur noch herumsitzen und der Antrieb fehlt vollkommen.

Homöopathie – 1. Schritt für Veränderungen

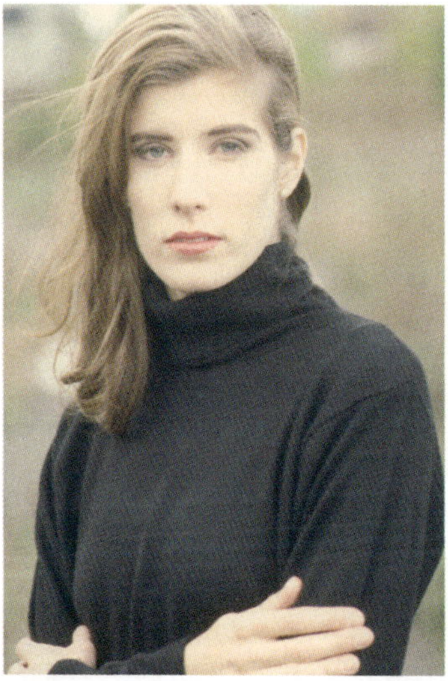

Homöopathie hilft, die eigenen Kräfte zu mobilisieren.

Die Homöopathie wird Ihnen eine große Hilfe sein, wieder Ihren richtigen Rhythmus zu finden. Das heißt nicht, dass man seine Probleme von einem Tag auf den anderen vergisst. Nein. Die Probleme müssen trotzdem bewältigt werden. Aber es ist ein Unterschied, ob man dabei die ganze Nacht wach liegt und die Gedanken einem den Schlaf rauben, oder ob man trotz seiner Probleme schlafen kann. Es ist ein Unterschied, ob Ängste einen auffressen, oder ob man Probleme ohne panische Angst im Nacken bewältigen kann. Sie werden sich vielleicht noch immer über Ihren Chef oder Ihren Freund ärgern. Sie werden aber andere Konsequenzen ziehen können oder einen Weg sehen, der Ihnen bislang verborgen war.

Durch die Einnahme eines homöopathischen Mittels kann sehr viel ins Rollen kommen. Es kann sein, dass Sie sich von Ihrem Partner trennen. Frauen, die sich nie etwas trauten, machen zum ersten Mal den Mund auf, und der dazugehörige Mann sollte vorher eventuell gewarnt werden. Aber auch ein Hautausschlag, der jahrelang mit Cortison unterdrückt wurde, kann wieder auftreten. Das soll Ihnen bewusst machen, dass es sich hier um eine Medizin handelt, von der Sie viel erwarten können, wenn sie richtig angewendet wird.

Achtung: Homöopathie ist nicht „harmlos“!

Es ist deshalb mein oberstes Ziel, Ihnen die Homöopathie verständlich zu erklären, denn die Natur kann eine andere Vorstellung von Heilung haben als Sie und deshalb beispielsweise mit Fieber überraschen oder zum erneuten Auftreten eines scheinbar geheilten Hautausschlags führen. Man nennt dies Erstverschlimmerung (s. auch Seite 21).

Gut zu wissen

Medikamente – auch homöopathische – sind nie harmlos!

Wer wahllos homöopathische Mittel einnimmt in der Annahme, „da kann ja nichts passieren“, handelt sehr fahrlässig. Nehmen Sie auch kein schulmedizinisches Medikament, von dem Ihr Arzt Ihnen nicht ganz genau erklären konnte, wie und auf welche Weise es wirkt. Haben Sie Mut und fragen Sie nach!

Seien Sie sorgfältig und ehrlich in Ihrer Beobachtung. Wenn Sie sich nicht sicher sind, fragen Sie einen Homöopathen und nehmen Sie im Zweifelsfall vorerst lieber nichts.

Gut zu wissen

Grenzen der Selbstbehandlung

Wer es nicht schafft, sich selbst gegenüber absolut ehrlich zu sein, sollte sich nicht selbst behandeln. Auch wenn Ihre Krise zu tief ist und sie völlig aus der Bahn geworfen sind, ist Ihr Urteilsvermögen eventuell eingeschränkt. Bitte gehen Sie in diesem Fall zu einem guten Klassischen Homöopathen und holen Sie sich professionelle Hilfe. Es wäre sehr leichtsinnig, sich in solchen Fällen selbst zu behandeln.

Im Übrigen gehört auch die Behandlung von chronischen und neurologischen Krankheiten, wie beispielsweise Neurodermitis, Psoriasis, Rheuma, Krebs, Epilepsie und MS in die Hand eines erfahrenen Homöopathen, ebenso wie die Behandlung von Wechseljahrbeschwerden, Zyklusstörungen, Potenzstörungen, Allergien, Verhaltensauffälligkeiten bei Kindern, Migräne, schwere Depressionen und schweren Angstzuständen.

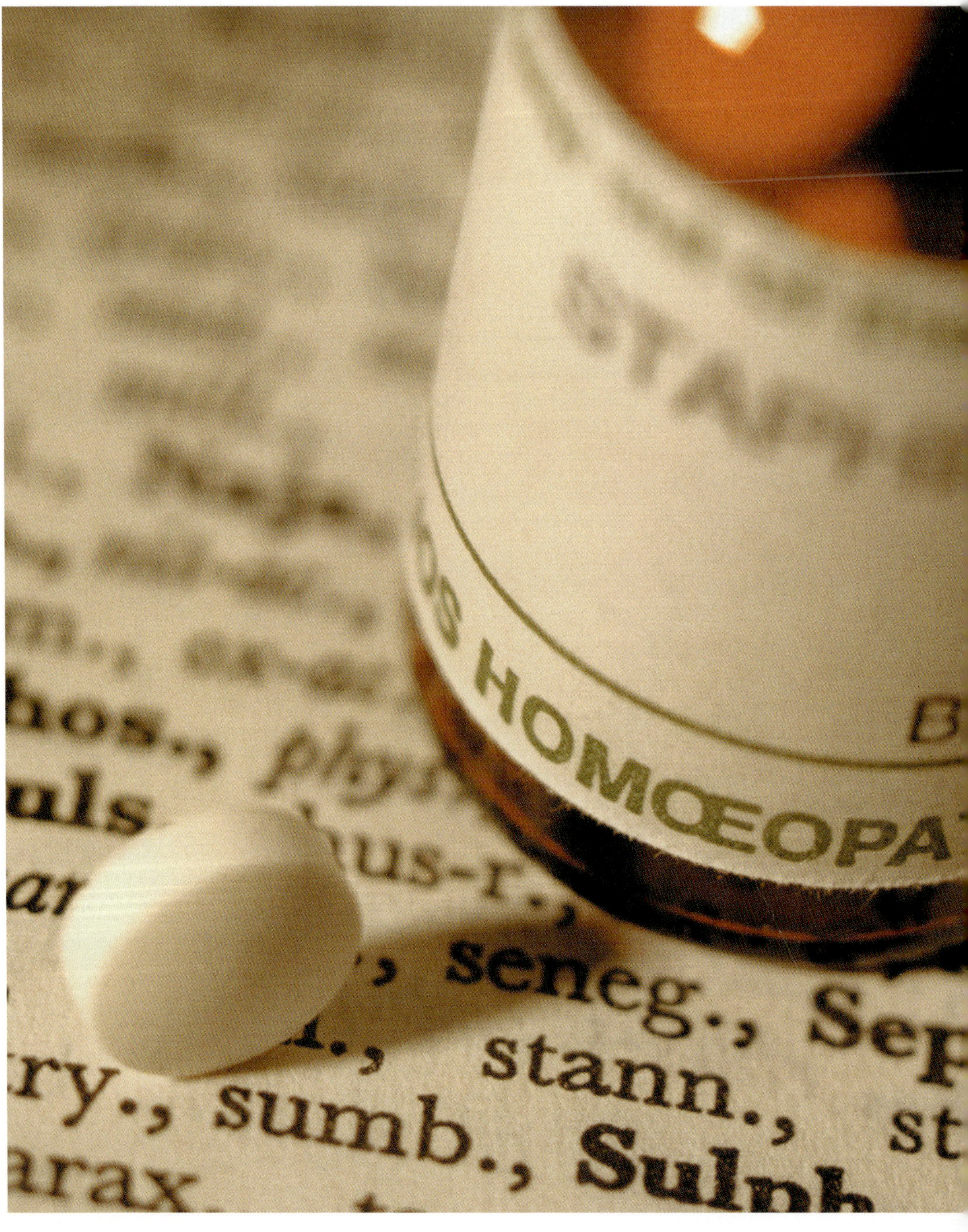
seneg.,
stann.,
sumb.,

Was ist Homöopathie?

Wörtlich übersetzt heißt Homöopathie: ähnliches Leiden – von griechisch homoion pathos. Landläufig versteht man darunter „kleinste Mengen“. Ein Homöopath versteht jedoch darunter das Heilen nach dem Ähnlichkeits- und Verdünnungsprinzip.

In diesem Kapitel erfahren Sie mehr über den Gründer der Homöopathie, Dr. Samuel Hahnemann, sowie über die wichtigsten Prinzipien der Homöopathie.

Dr. med. Samuel Hahnemann – ein Menschenarzt

Der Mann, der den Berg abtrug,
war derselbe, der damit angefangen hatte,
kleine Steine wegzutragen.

Aus China

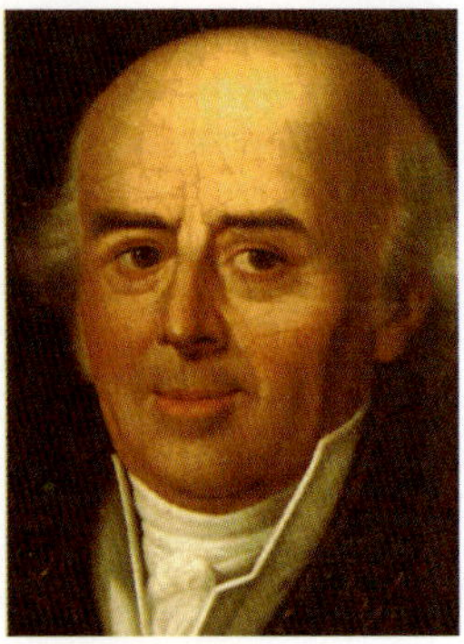

Samuel Hahnemann

Samuel Hahnemann (1755–1843) gilt als Begründer der Homöopathie. Als äußerst talentierter Schüler beherrschte er im Alter von 20 Jahren schon sieben Fremdsprachen. Er studierte Medizin und Chemie und hatte zunächst eine eigene Praxis.

Schon bald aber erkannte er, dass die damals gängigen Behandlungsweisen der Schulmedizin („Allopathie"), vor allem der Aderlass, offensichtlich nicht zur Heilung führten, da er mehr Patienten sterben als genesen sah. Deshalb suchte er nach besseren Methoden. Seine Familie und seine Freunde mussten für zahlreiche Versuche mit verschiedensten Arzneimitteln herhalten, bis er den Stein des Weisen fand: die Homöopathie. Hierbei werden Krankheiten mit niedrigsten Dosen eines individuell ermittelten Arzneimittels behandelt, das in giftigen Dosen bei einem Gesunden krankheitsähnliche Symptome hervorrufen würde.

In den Symptomen einer Krankheit sah Hahnemann eine positive und sinnvolle Bemühung des Körpers und seiner ihm innewohnenden Lebenskraft, sich von der Krankheit zu befreien, und benutzte diese Antworten des Körpers zur Ermittlung des Heilmittels.

INFO

1796 gilt als das Geburtsjahr der Homöopathie.

Hahnemann fasste seine Erkenntnisse in Lehrsätze zusammen. Seine erste, 1796 formulierte Erkenntnis lautete: „Man wende in der zu heilenden Krankheit dasjenige Arzneimittel an, welches eine andere, möglichst ähnliche Krankheit zu erzeugen imstande ist und jene wird geheilt."

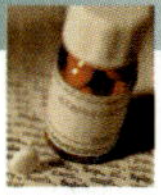

Das Ähnlichkeitsprinzip

Similia similibus curentur – Ähnliches wird durch Ähnliches geheilt.

Das Ähnlichkeitsprinzip war schon früher bekannt und man findet es bereits bei Moses, Hippokrates, Euripides und Paracelsus.

Gut zu wissen

Was das Ähnlichkeitsprinzip der Homöopathie bedeutet

Für die Wahl des richtigen Mittels muss zwischen den Symptomen des Patienten und den Symptomen, die ein Arzneimittel in hoher bis giftiger Dosierung bei einem Gesunden hervorrufen kann, eine große Ähnlichkeit bestehen.

Jeder Stoff, der in entsprechend hoher Dosierung in den Körper gelangt, ruft eine ihm eigene Symptomatik hervor. Zum Beispiel Aspirin: Es wird empfohlen bei Schmerzen, Erkältungen, Rheuma und zur Vorbeugung von Thrombose, Herzinfarkt und Schlaganfall, da es die Blutgerinnung hemmt. Dadurch kann es aber auch zu Blutungen der Kapillargefäße kommen – Aspirin ist also durchaus nicht so „harmlos“, wie uns die Werbung suggeriert. Blut im Urin oder Stuhl nach Einnahme von Aspirin sind keine Seltenheit, ebenso Ohrgeräusche. Die Schulmedizin bezeichnet dies als die Nebenwirkungen eines Medikamentes.

So beseitigt Aspirin in „normaler“ Dosierung bei einem gesunden Menschen nicht nur die Kopfschmerzen, sondern es kann auch kleine Blutungen und Ohrgeräusche auslösen. Dagegen kann bei Kranken mit Blut im Stuhl/Urin die Gabe von homöopathisch verdünntem Aspirin (Salicylicum acidum) zur Heilung führen. Dies belegen Forschungsergebnisse von Professor Doutremepuich in Bordeaux, der seit etwa 10 Jahren Studien mit Aspirin durchführt.

An diesem Beispiel wird auch ein zweites Prinzip der Homöopathie deutlich, nämlich dass jeder Stoff in verdünnter Form seine Wirkung umkehrt und somit Heilmittel für das ist, was er in konzentrierter Form auslösen kann (s. auch Seite 23).

INFO

Jeder Stoff kehrt in der Verdünnungsform seine Wirkung um und ist somit das Heilmittel für das, was er in konzentrierter Form auslösen kann. Diese Erkenntnis formulierte Professor Jäger bereits Ende des 19. Jahrhunderts.

In der Homöopathie werden alle Symptome, die ein Arzneimittel auslösen kann, unter dem Begriff *Arzneimittelbild* zusammengefasst.

Wenn Sie als Patient zu einem Homöopathen kommen und über Ihre Beschwerden berichten, dann vergleicht der Homöopath Ihre Beschwerden mit all den Symptomen, die von Arzneimitteln ausgelöst werden können. Der Homöopath versucht, Ihr *persönliches* Arzneimittel zu finden, das zu den von Ihnen beschriebenen Symptomen am besten passt. Die Homöopathen nennen das „die Suche nach dem Similimum", d.h. die Suche nach dem ähnlichsten Mittel.

Gut zu wissen

Erst die Ähnlichkeit macht das Heilmittel

Erst die Ähnlichkeit zwischen den Symptomen, die ein Arzneimittel auslösen kann, und den Symptomen des Erkrankten macht ein Mittel zu einem homöopathischen Heilmittel! Es ist nicht nur die Verdünnung, die einen Stoff zu einem homöopathischen Mittel macht – obwohl man das landläufig darunter versteht.

Alle Beschwerden, die ein Patient hat, sollen normalerweise unter einem einzigen Mittel zu finden sein. Wenn also beispielsweise ein Patient Angst vor Ameisen und gleichzeitig ein Kloßgefühl im Hals hat, dann braucht er *ein* Mittel, das diese beiden Symptome vereint. Wenn man das nicht finden kann, so verwendet man das Symptom, welches für den Patienten das schlimmere ist.

Klassische Homöopathen verwenden nur Einzelmittel und keine Komplexmittel, also keine Mixturen aus verschiedenen Mitteln.

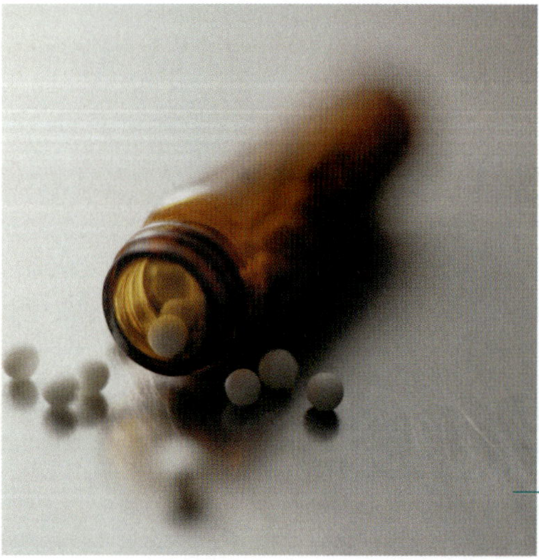

In der klassischen Homöopathie wird stets versucht, das eine, „richtige" Mittel zu finden.

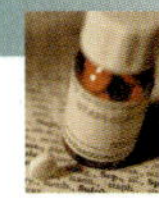

Das Verdünnungsprinzip

Um eine Vergiftung zu vermeiden, werden die homöopathischen Arzneimittel verdünnt bzw. potenziert – oder auch dynamisiert, wie die Homöopathen sagen. Die homöopathischen Arzneimittel stammen aus dem Pflanzen-, Tier- und Mineralreich. Außerdem gibt es noch die so genannten Nosoden, das sind Arzneimittel, welche aus Krankheitsprodukten vom Mensch oder Tier hergestellt werden.

Verdünnung in Potenzen

Lösliche Stoffe werden mit einem Gemisch aus Alkohol und Wasser verdünnt, unlösliche Stoffe werden zunächst mit Milchzucker verrieben und dann als Lösung weiterpotenziert. Milchzuckerkügelchen werden dann später mit der Lösung besprüht.

Es gibt D-Potenzen, C-Potenzen und Q-Potenzen, welche auch LM-Potenzen genannt werden. („LM" heißt „1000 weniger 50" und bedeutet daher eigentlich die Zahl 950. Trotzdem meint man mit Q-Potenzen und LM-Potenzen dasselbe.) Welche Potenzen für Ihre Selbstbehandlung am besten geeignet sind, erfahren Sie auf Seite 24.

INFO

Das Homöopathische Arzneibuch (HAB I) ist die gesetzliche Grundlage für die industrielle Herstellung der Potenzen. Im HAB I wird die Bezeichnung „LM-Potenz" verwendet.

Potenz	Verdünnung	entspr. Ursubstanz zu Verdünnungsmittel
„D" (= Dezimal)	1:10	1 Teil Ursubstanz zu 9 Teilen Milchzucker oder Wasser/Alkohol
„C" (= Centesimal)	1:100	1 Teil Ursubstanz zu 99 Teilen Milchzucker oder Wasser/Alkohol
„Q" (= Quinquagiesmillesimal)	1:50 000	1 Teil Ursubstanz zu 49 999 Teilen Milchzucker oder Wasser/Alkohol

Nach dem ersten Verdünnungsvorgang erhält man eine D1, C1, Q1 oder LM1, beim nächsten Verdünnungsschritt eine D2, C2, Q2 oder LM2 usw. Die Zahl hinter der Ziffer bedeutet immer die Anzahl der angewandten Verdünnungsschritte.

Das „Nichts“

INFO

„Da muss man eben dran glauben...“? Erstaunlicherweise wirkt Homöopathie genauso gut bei Tieren oder kleinen Kindern bis hin zu Babys, die frei von jeder Art „Glauben“ sind.

Das größte Problem beim Begreifen der Wirksamkeit der Homöopathie machen meiner Erfahrung nach die kleinen Wirkstoffmengen, dieses „Nichts“. Verständlicherweise hört es sich für einen Laien unlogisch und abstrus an, dass ein Mittel stärker sein soll, je weniger von einem Stoff darin enthalten ist. Dass aber homöopathische Heilmittel eine Wirkung haben, wurde bisher in mehreren Studien untermauert. Was also „wirkt“ hier?

Nach der Quantenphysik besteht Energie sowohl aus Teilchen als auch aus Schwingung. Jede Energie ist letztendlich Schwingung, auch der Geruch. Alles hat eine bestimmte Schwingung, einen ganz bestimmten Geruch, und stellt so eine bestimmte Information dar. Diese Information geht beim Verreiben bzw. Auflösen eines Arzneistoffes zunächst auf die Trägersubstanz über, in der Homöopathie Zuckerkügelchen bzw. Alkohol/Wasser, und gelangt dann beim Einnehmen über die Mundschleimhaut in den Körper des Patienten. Bereits vor über 100 Jahren postulierte Professor Jäger diese „Geruchsstoffe“, anhand derer sich beispielsweise Spermien auf die Eizelle zubewegen – eine Untermauerung Jägers Beobachtung lieferte in neuester Zeit Professor Hatts Forschung über das gleiche Thema.

Professor Jäger fand auch heraus, dass ein stark verdünnter Stoff die Reaktionszeit seiner Probanden verkürzte, während derselbe Stoff in konzentrierter Form diese Zeit verlängerte. Mit anderen Worten: Die Wirkung desselben Stoffes hängt von seiner Konzentration ab. Das Gesetz des quantitativen Antagonismus (=dosisabhängige entgegengesetzte Wirkung) war gefunden und Hahnemanns Theorie wissenschaftlich bestätigt. Genauso wie ein Parfum in konzentrierter Form übel riecht und in verdünnter Form gut duftet, wird ein Giftstoff durch die Verdünnung mehr und mehr ungiftig und zum Heilmittel – die Dosis macht eben das Gift!

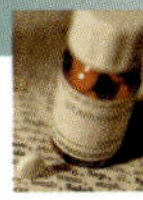

Die homöopathische Erstverschlimmerung

Nach Verabreichen des passenden homöopathischen Mittels kann es zu übel riechendem Durchfall, Fieber, Schwitzen, Ausfluss und Erbrechen kommen, da die Giftstoffe, welche sich in Ihrem Körper abgelagert haben, durch das passende homöopathische Mittel freigesetzt und quasi wieder in Umlauf gebracht werden. Stellen Sie sich bildhaft vor, das Gift in Ihrem Körper wäre deponiert wie dicht an dicht stehende Kegel auf einer Kegelbahn. Das homöopathische Mittel ist vergleichbar mit der Kugel. Die Höhe der Potenz ist vergleichbar mit der Geschwindigkeit der Kugel. Je höher die Potenz, umso schneller und kraftvoller wird die Kugel. Das frei gewordene Gift, das jetzt ausgeschieden wird, provoziert kurzfristig eine so genannte Erstverschlimmerung. Wenn dies nach einem homöopathischen Mittel auftritt, können Sie ganz sicher sein, dass das gewählte Mittel das richtige war.

INFO

Die Erstverschlimmerung ist eine Entgiftung und findet nur statt, wenn das Mittel richtig gewählt wurde!

Gut zu wissen

Erstverschlimmerung – das sollten Sie beachten

- Das Mittel in der Entgiftungsphase bitte nicht nochmals einnehmen! Einfach warten und dem Körper Zeit lassen.
- Bei Fieber sollten Sie auf keinen Fall fiebersenkende Maßnahmen anwenden – auch keine Wadenwickel!
- Auf einen wieder auftretenden Hautausschlag keine Cortisonsalbe oder andere unterdrückende Salben geben!
- Bei Kopfschmerzen nicht gleich zu Aspirin greifen!
- Am besten unterstützen Sie die Entgiftung, indem Sie viel Wasser trinken, auf eine ausgewogene Ernährung achten und täglich mindestens eine Stunde an die frische Luft gehen.
- Sprechen Sie bitte bei jeglicher Unsicherheit mit Ihrem Homöopathen!

Nach einer homöopathischen Erstverschlimmerung folgt die Besserung. Die Hering'sche Regel besagt, dass eine Heilung von innen nach außen erfolgt, von oben nach unten und in der umgekehrten Reihenfolge, wie etwas entstanden ist.

Die Arzneimittelprüfung am Gesunden (AMP)

Wird ein neues Mittel auf seine homöopathische Tauglichkeit geprüft (derzeit liegen ausführliche Prüfberichte zu mehr als 1500 Substanzen vor), sucht man zuerst nach Gemeinsamkeiten zu bereits bekannten Vergiftungssymptomen (Grobtoxikologie). Anschließend wird die Substanz so weit verdünnt, dass keine starken Vergiftungssymptome mehr zu erwarten sind. Dieses Prüfpräparat wird dann von den Prüflingen über Tage, Wochen bis Monate eingenommen. Alle in diesem Zusammenhang auftretenden Veränderungen und Symptome werden dann im so genannten *Arzneimittelbild* (s. auch Seite 18) zusammengefasst.

Gut zu wissen

Giftiges Nitroglyzerin – ein homöopathisches Arzneimittel!

Bei Arbeitern in den Sprengstofffabriken von Alfred Nobel fielen merkwürdige Beschwerden auf – äußerst starke Kopfschmerzen, Migräneanfälle und Flushs. Der homöopathische Arzt Dr. med. Constantin Hering begann daraufhin, verdünntes Nitroglyzerin homöopathisch zu prüfen. Ab 1847 wurde es dann Bestandteil der homöopathischen Arzneimittel (Materia medica). Heute wird es als Glonoinum z. B. bei Kopfschmerzen durch einen Sonnenstich eingesetzt. Ich selbst erfuhr die sekundenschnelle (!) Wirkung dieses Mittels, als ich nach einem Ausritt am Meer einen Sonnenstich und die schrecklichsten Kopfschmerzen meines Lebens hatte.

INFO

Durch Umweltbelastungen finden bei allen Menschen vielerlei Arzneimittelprüfungen statt, ohne dass es bewusst ist!

Die Erkenntnis, dass es sich bei Krankheiten in der Hauptsache um Vergiftungen handelt, gewinnt in der heutigen Zeit zunehmend Bedeutung, denn mehr und mehr muss man auch bei psychischen Beschwerden an Vergiftungen (z. B. Jodzusätze in Lebensmitteln, Platin im Drei-Wege-Katalysator, Palladium und Quecksilber im Mund) denken. Interessanterweise findet man im Arzneimittelbild von Platin das Symptom: „Abneigung gegen seine Ehefrau“ (s. Seite 148).

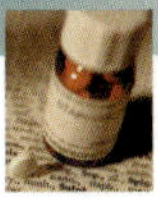

Die Dosis macht das Gift

Nur die Gegensätze lehren einen die Welt kennen:
Wer nicht ums Dunkel weiß, kann das Licht nicht erkennen.

Aus Japan

INFO

Schon Paracelsus wusste: „Die Menge macht das Gift." Die gegensätzliche Wirkung ein und desselben Stoffes, die abhängig ist von der Menge des Stoffes, nennt man das Gesetz des „quantitativen Antagonismus".

Einige Beispiele für die von der Konzentration abhängige gegensätzliche Wirkung: Kaffee in größeren Mengen führt zur Pulsbeschleunigung. Wenn Sie zu viel Kaffee getrunken haben, können Sie daher nicht schlafen. Durch die Verstoffwechselung im Körper wird jedoch der Wirkstoff verdünnt und die gegenteilige Wirkung tritt ein – man wird müde. In der Homöopathie wird Coffea deshalb beispielsweise auch bei Schlaflosigkeit eingesetzt.

Eine Zigarette kann eine beruhigende Wirkung auf einen Raucher haben – in der Pause zwischen zwei Zigaretten macht ihn die Verdünnung des aufgenommenen Nikotins wieder nervös, also greift er erneut zur Zigarette. Diese Wirkung tritt aber nur bei dem auf, der an das Rauchen gewöhnt ist. Raucht ein Nichtraucher zum ersten Mal, so klagt er über Nervosität, aber auch Übelkeit und Durchfall. Dass viele angebliche Verhaltensauffälligkeiten von Kindern in Form von Nervosität auch vom abgeatmeten Nikotin der Eltern herrühren könnten, wird nach dem Gesetz des quantitativen Antagonismus (s. auch Seite 20) nachvollziehbar: Die Eltern beruhigt die Zigarette – die Kinder werden nervös davon. Oft verstehen Eltern diese Zusammenhänge nicht und die Kinder werden gescholten oder sogar falsch behandelt, anstatt die Ursache abzustellen.

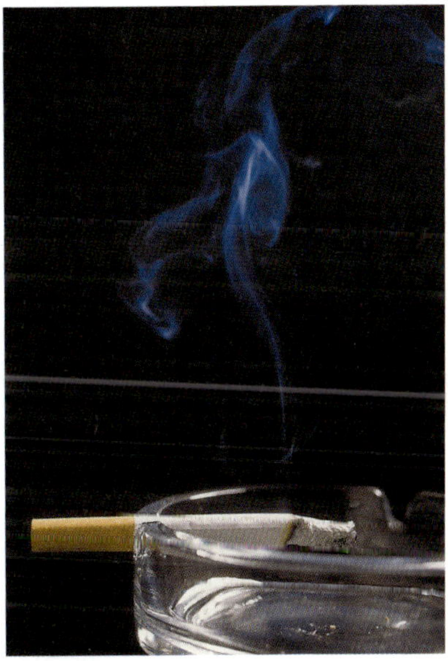

Rauchen – Schwanken zwischen Nervosität und „Schnullerwirkung"...

Kinder werden natürlich nicht nur vom Rauchen der Eltern nervös, sondern die Ursachen sind sehr mannigfaltig. Es soll hier nur kurz erwähnt werden, dass mit ein Grund die Zwangsjodierung unserer Lebensmittel ist (s. auch Seite 84).

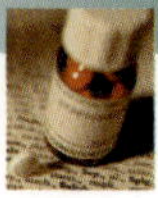

Gut zu wissen

Erstwirkung – Nachwirkung – Gegenwirkung

Diese Wirkungsweisen der Arzneimittel beschreibt auch Hahnemann im Paragraph 63 des Organon (6. Auflage):
„Jede auf das Leben einwirkende Potenz, jede Arznei, stimmt die Lebenskraft mehr oder weniger um und erregt eine gewisse Befindensveränderung im Menschen auf längere oder kürzere Zeit. Man benennt sie mit dem Namen ‚Erstwirkung'. Sie gehört, obgleich ein Produkt aus Arznei- und Lebenskraft, doch mehr der einwirkenden Potenz an. Dieser Einwirkung bestrebt sich unsere Lebenskraft ihre Energie entgegenzusetzen. Diese Rückwirkung gehört unserer Lebens-Erhaltungs-Kraft an und ist eine automatische Tätigkeit derselben, ‚Nachwirkung' oder ‚Gegenwirkung' genannt."

Dieses Gesetz lässt sich überall beobachten – selbst beim Mittagessen: Bereits der Geruch des Essens wirkt anregend, haben Sie zu viel gegessen, werden Sie müde und streben das Sofa an. Durch die Verdauung werden die Stoffe wieder verdünnt und Sie kommen wieder in einen Erregungszustand, „Hunger" genannt.

Dosierung der homöopathischen Arzneimittel

Über die Dosierung der homöopathischen Arzneimittel gibt es keine einheitliche Meinung. Jeder Homöopath hat hier seine eigenen Vorlieben und Erfahrungen und Sie werden in allen Büchern eine andere Empfehlung vorfinden. Viele Homöopathen empfehlen Laien, niedrige D-Potenzen einzunehmen (s. auch Seite 19). Die meisten Arzneimittelprüfungen wurden mit der C 30 gemacht.

Ich selbst arbeite vorwiegend mit Q- und C-Potenzen: Mit Q-Potenzen dann, wenn der Patient älter, schwächer oder unter gleichzeitiger schulmedizinischer Medikation steht, beispielsweise Insulin. Mit C-Potenzen bei Babys, Kindern und Patienten in gutem Allgemeinzustand.

Dosierungsrichtlinien

Gut zu wissen

Eine „homöopathische Gabe" sind entweder 3 Streukügelchen (Globuli) bzw. 1 Tablette (Tabletta) bzw. 3 Tropfen (Dilutio) bzw. 1 Messerspitze (Trituratio = Verreibung):

- D-Potenzen können bis zu 5-mal täglich eingenommen werden.
- Q-Potenzen können bis zu 3-mal täglich eingenommen werden.
- C-Potenzen werden in der Regel als Einmalgabe genommen.

Arzneimittel in Tropfenform werden jedes Mal vor der Einnahme 10-mal kräftig auf den Handteller aufgeschlagen. Bei einer neuen Flasche muss hierzu zunächst ca. 1 cm der Füllung weggekippt werden, damit der Inhalt verschüttelbar wird.

Bei einer leichten Verschlimmerung brauchen Sie das Mittel nicht zu wiederholen, ebenfalls nicht, wenn eine Besserung eintritt. Falls die Verschlimmerung heftiger verläuft, verdünnen Sie das Mittel in einer Flasche Wasser und trinken davon – zusätzlich zu Ihrem normalen Wasserbedarf – ca. alle Stunde einen Schluck, bei Bedarf auch öfter.

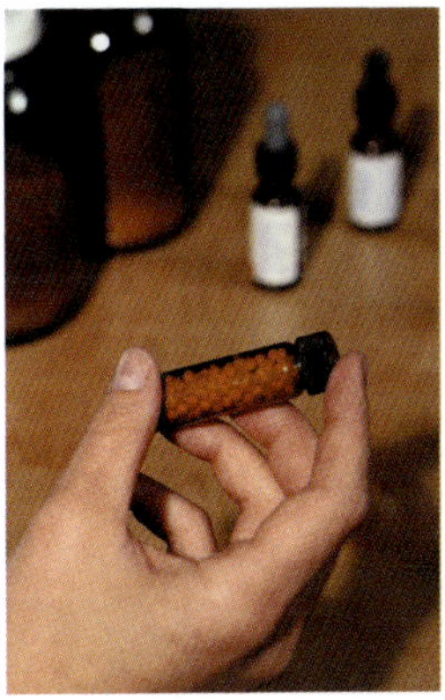

Homöopathika werden häufig in Form von Globuli (Streukügelchen) verabreicht.

Wie die Wirkung eines Mittels beurteilt werden kann

Gut zu wissen

- Grundsätzlich lässt man ein Mittel immer auswirken, d. h. nach der einmaligen Gabe einer Hochpotenz, beispielsweise C 30 oder C 200, wartet man in der Regel mindestens 4 Wochen.
- Die Wirkung eines Mittels wird positiv gesehen, wenn sich der körperliche Zustand nicht verändert oder leicht verschlechtert, dafür aber die Stimmung, der Antrieb, der Schlaf oder der Appetit sich verbessert.
- Die Wirkung eines Mittels wird negativ gesehen, wenn sich der körperliche Zustand verbessert, aber der psychische Zustand sich gleichzeitig verschlechtert. Das Mittel wurde hier eventuell falsch gewählt.
- Ein Mittel wird wiederholt, wenn nach einer Verschlimmerung mit nachfolgender Verbesserung wieder eine Verschlimmerung eintritt.
- Bei jeglicher Unsicherheit und Unklarheit der Symptome bitte Ihren Homöopathen fragen!

Wie findet ein Homöopath das „richtige" Mittel?

Wenn Sie als Patient in eine homöopathische Praxis kommen, werden Sie zunächst mit unzähligen Fragen zu Ihrem seelischen, geistigen und körperlichen Befinden konfrontiert. Zunächst wird die Krankengeschichte erhoben, die Anamnese. Aus den vielen notierten Symptomen werden die auffälligsten und wichtigsten herausgesucht (repertorisiert); in einem Nachschlagewerk (Repertorium) wird dann nach dem Mittel gesucht, das die entsprechenden Symptome auslösen kann.

Gut zu wissen

Das Repertorium

Im Repertorium, einem Nachschlagewerk, sind alle Symptome aufgelistet, die durch Arzneimittel ausgelöst werden können. Es gibt mehrere Repertorien, beispielsweise das „Generale" und das „Complete" von Roger von Zandvoort oder das „Synthesis" von Dr. Frederik Schroyens. Ich selbst arbeite mit dem Complete als Computerversion (MacRepertory) und mit dem Synthesis als Buch.

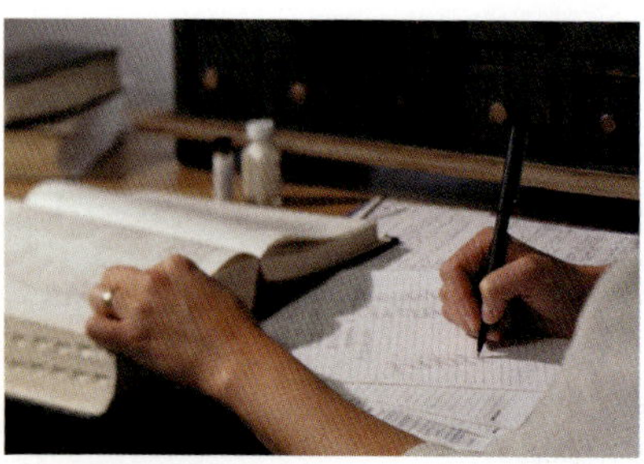

Im Repertorium sucht der Homöopath nach dem einen „richtigen" Mittel für den Patienten.

Im glücklichsten Fall findet man dabei anhand der Symptome des Patienten *ein* Mittel, oft sind es jedoch mehrere Mittel, welche dann noch mal differenziert werden müssen. In der Regel verwendet der Homöopath 3 bis 10 stichhaltige Symptome, welche er dann im Repertorium nachschlägt, um die entsprechenden Mittel zu finden.

Beispiel: Ein Patient äußert als Hauptbeschwerde Durchfall. Beim Erzählen fällt dem Homöopath auf, dass der Patient oft seufzt. Wenn er nun diese beiden Symptome nachschlägt, findet er *zwei* Mittel: Ignatia und Calcium phosphoricum. Der Homöopath müsste also weitere Symptome des Patienten heranziehen und weiter vergleichen, um das möglichst passende *eine* Mittel zu finden.

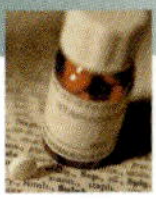

Einnahmehinweise für Homöopathika

- Globuli: Wenn das Fläschchen einen Dosierungsverschluss hat, können Sie die Streukügelchen direkt in den Mund geben; ansonsten geben Sie die Globuli in den Deckel und nehmen sie von hier aus ein.
- Tropfen: Diese lassen sich mit etwas Wasser verdünnen. Für die Einnahme bitte keinen Metalllöffel, sondern einen Plastiklöffel verwenden.
- Das Arzneimittel nicht einfach nur schlucken, sondern auf der Zunge zergehen lassen bzw. in die Wangentasche schieben und dort zergehen lassen – so werden die Wirkstoffe am besten über die Schleimhäute aufgenommen.
- Eine halbe Stunde vor und nach der Einnahme sollten Sie nichts essen.
- Während einer homöopathischen Behandlung sollten Sie unbedingt auf alle koffeinhaltigen Getränke (Kaffee, Cola) verzichten!
- Das Gleiche gilt für die innere und äußere Anwendung aller Substanzen, die ätherische Öle enthalten, beispielsweise Menthol oder Kampher (Zahnpasta, Mundwasser, Kaugummi und Erkältungsbalsam). Am besten holen Sie sich eine Zahnpasta ohne Pfefferminze aus dem Bioladen. Auf der Tube sollte draufstehen „Für homöopathische Behandlung geeignet".

Gut zu wissen

Woran erkennt man eine Verbesserung?

Ich erlebe es oft, dass Patienten nach der Gabe eines Homöopathikums behaupten, dass *nichts* passiert sei. Danach stellt sich heraus, dass der Patient wieder durchschläft oder sich mittags nicht mehr hinlegen muss, d. h., alles was „normal" ist, wird überhaupt nicht als Verbesserung registriert! Wenn jemand mehr Energie hat, etwas zu arbeiten oder kreativ zu sein, ohne ständig an die Beschwerden zu denken, dann geht es ihm schon viel besser, auch wenn noch andere Beschwerden vorhanden sein sollten.

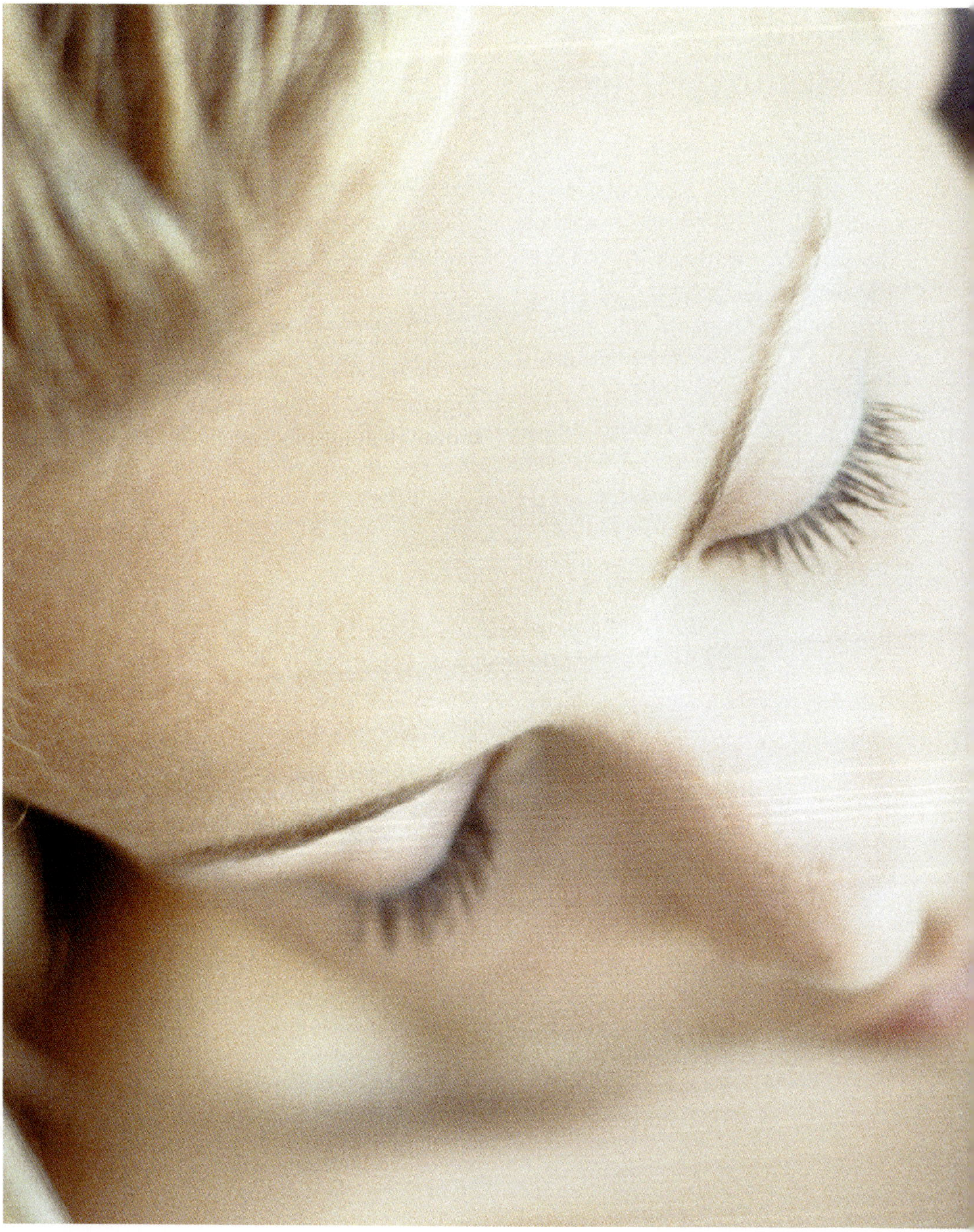

Gefühle und Homöopathie

Gefühle gehören zu unserem Leben, aber schon Hahnemann wusste, dass ununterbrochener Kummer Krankheiten zum Ausbruch bringen und alle erdenklichen chronischen Leiden auslösen kann. Fortdauernden Stress, Ärgernis und Kummer bezeichnete er als größte Heilungsblockaden. Gerade die Homöopathie kann hier helfen, seelisch wieder in Einklang zu kommen.

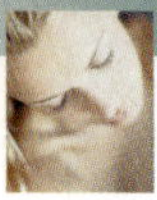

Der Mensch und seine Gefühle

Wenn man unglücklich ist,
hat man zwei Wege,
seine Lage zu verändern:
entweder man verbessert die Lage
oder man verbessert seine Auffassung davon.
Das Erste kann man nicht immer,
das Zweite steht immer in unserer Macht.

Aus China

Entscheidungen

Manche Situationen fordern von einem Menschen Eigenverantwortlichkeit und Entscheidungskraft, um sich aus schädlichen Situationen und Verbindungen zu befreien, beispielsweise durch eine Trennung, eine Kündigung oder einen Ortswechsel. Manchmal muss der Leidensdruck groß genug sein, bevor man den Mut dafür aufbringen kann, sich dem Unbekannten und Ungewissen zu stellen.

Häufig blockieren Ängste die Handlungsfähigkeit. Gerade hier kann eine homöopathische Behandlung Wunder wirken, um sich aus Situationen zu befreien, für die man sonst vielleicht noch Jahre gebraucht hätte – denn die meisten (Folge-)Probleme entstehen aus dem Wissen und Erkennen eines Problems und dem Unvermögen, etwas dagegen tun zu können.

INFO

Krisen erwecken den Menschen aus seinem „Schlaf". Ent-Täuschung ist ja, wortwörtlich genommen, nichts anderes als das Erkennen der Täuschung, der man aufgesessen ist.

Schicksalsschläge

Viele Krisen entstehen aber auch durch Ereignisse, welche man nicht beeinflussen kann, wie Todesfälle, Unfälle, Krankheiten. Hier gelten andere „Regeln". Man kann diesen Situationen nicht davonlaufen – ob man will oder nicht, man wird im Leben manchmal gezwungen sich in ein Schicksal zu fügen und muss lernen, damit umzugehen, oder man wird daran zerbrechen. Das ist oft ein harter Weg, auf dem es manchmal keinen Trost zu geben scheint. Hier kann die Homöopathie ebenfalls sehr hilfreich sein, auch wenn sie natürlich einen toten Menschen nicht wiederbringen kann und die Situationen unabänderlich bleiben werden. Manchmal kann es schon hilfreich sein, durch homöopathisches Mittel wieder schlafen zu können, um die Gedanken für eine kleine Weile zur Ruhe zu bringen.

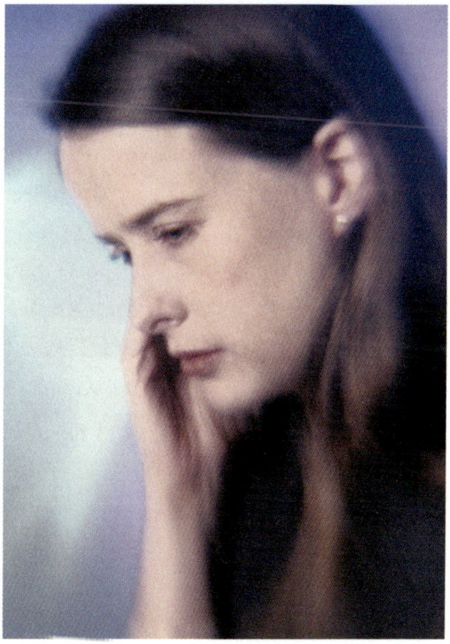

Homöopathie hilft auf sanfte Weise, wieder zur inneren Ruhe zurückzufinden.

Jedes Gefühl hat einen Rhythmus

Im Zustand der Trauer findet man eine Verlangsamung bis hin zur Lähmung. Der Traurige bewegt sich langsamer, hat weniger Lust, etwas zu tun, muss sich zu allem zwingen, schleppt sich durch den Tag, jeder Handgriff wird zur Qual – bis hin zur völligen Lustlosigkeit und Abneigung gegen Arbeit. Man fällt in ein Loch, aus dem man nicht mehr herauszukommen scheint. Das Leben scheint vorbeizusein.

Bei der Trauer kommt das Element der Unregelmäßigkeit hinzu, das subjektiv als „unangenehme innere Unruhe" empfunden wird, mit einem Drang zu unwillkürlichen Körperbewegungen und Gestikulationen. Man ist unfähig, rhythmische Bewegungen und reine Töne hervorzubringen. Dem unwillkürlichen Seufzen werden Sie bei dem Mittel *Ignatia* – der Ignazbohne später noch begegnen. Es ist ein Hauptmittel bei der Bewältigung von Trennung (s. auch Seite 50).

Tiefe Angst zeigt ein Überwiegen der Hemmungserscheinungen bis zur völligen Schrecklähmung. Auch hier zeigten Messungen wieder den Charakter der Unregelmäßigkeit, beispielsweise bei der Atmung und dem Puls.

Gut zu wissen

Stimmung – Verstimmung

Musik ist die Sprache des Gefühls – ein Musiker weiß sehr gut, dass jeder „Stimmung" bestimmte Melodien entsprechen.
In unserem Sprachgebrauch wird die Unlust als „Verstimmung", die Lust als „gute Stimmung" und Gefühle einfach als „Stimmungen" bezeichnet.

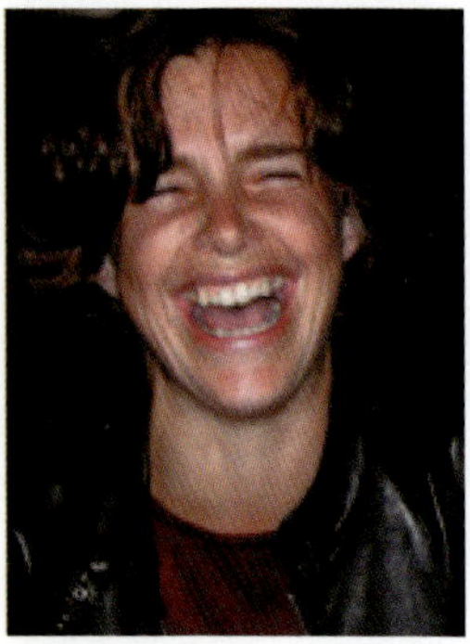

Wohlgefühle und Lebenslust werden in vielen Bereichen sichtbar und spürbar.

Auch in der Handschrift wird der Gefühlszustand eines Menschen sichtbar. Regelmäßigkeit der Schrift, eine größere Höhe der Buchstaben (nach oben und unten) verraten die Luststimmung (Dankschreiben); größere Unregelmäßigkeit, vor allem das unregelmäßige Auftreten von heftigen Strichen, den Zorn (Drohbriefe, die ganze Handschrift sieht verzerrt aus, wie das Gesicht des Zornigen); Unregelmäßigkeit, verbunden mit Verkürzung der Buchstaben, die gedrückte Stimmung.

Im Lustzustand wird der Klang der Stimme reiner, die Stimme gewinnt an Umfang nach oben; in der Unlust wird der Stimmklang unrein, rau, im Zorn heißer, in der Angst klanglos, fortschreitend bis zur völligen Tonlosigkeit.

Gut zu wissen

Gefühlszustände verändern den Rhythmus

In den Lustzuständen verbessert sich die Regelmäßigkeit, in den Unlustzuständen vermindert sich die Regelmäßigkeit des individuellen Rhythmus.

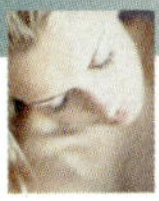

Was ist die „Seele“?

Visvamitra, ein indischer Heiliger, kam zum großen Gott Indra und sprach: „Ich bin Atem. Du bist Atem. Alle Wesen sind Atem.“ In der Bibel finden wir: „... und Gott blies dem Mensch seinen lebendigen Odem ein.“

In vielen Religionen empfängt der Mensch seine Seele durch das Einhauchen des Lebens, wodurch Atem und Seele miteinander verwandt werden. Auch im Lateinischen wird diese Beziehung deutlich: „anima“ = Seele und „anemos“= Wind.

Das Sanskritwort für Seele ist çushma (sprich schuschma), und bedeutet außer Seele noch: Ausdünstungsgeruch, Trieb, insbesondere Geschlechtstrieb und Affekt. Die Silbe çush bedeutet Duft, die Silbe ma ist das Pronomen der ersten Person „ich“, also çushma, und heißt wörtlich übersetzt „Ich-Duft“.

INFO

Die französische Sprache hat für Riechen und Fühlen nur das eine Wort „sentir“: Mit jedem Riechakt ist ein Gefühl – sentiment – verbunden, d. h. es ändert sich unser Gemeingefühlszustand und das fühlen wir.

Gut zu wissen

Geruch ist Rhythmus – die individuelle Schwingung

Ob Menschen, Tiere, Pflanzen und Mineralien: alles hat einen bestimmten Geruch, eine bestimmte eigene Schwingung; oder anders ausgedrückt: Alles ist beseelt.

Für mich ist es offensichtlich, dass auf seelischem Gebiet auch die Heilstoffe etwas mit Gerüchen zu tun haben müssen. Schon Hahnemann wusste, dass die homöopathischen Arzneien sich am Geruch unterscheiden. Somit kann sich hier ein Kreis schließen:

Es erscheint deshalb logisch, dass für die Heilung der Seele, des Ich-Dufts, der persönlichen Schwingung, auch das *Heilmittel* mit Geruch zu tun haben muss. Ein normaler gesunder Mensch lebt im Rhythmus, ein kranker aber ist aus dem Rhythmus. Heilen heißt also nichts anderes, als einen aus dem Takt geratenen Mensch wieder in seinen Rhythmus und seine ursprüngliche Ordnung und Harmonie zu bringen.

Gefühle und Gesundheit

„Ihr sollt sehen auf den Grund des Menschen.“

Paracelsus

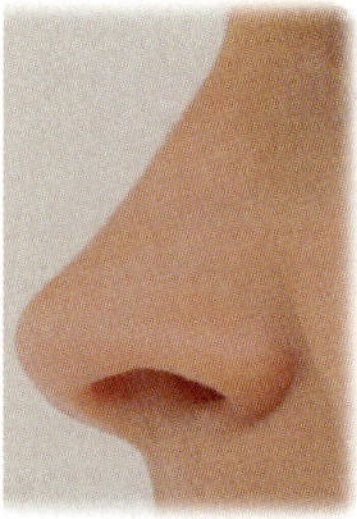

Die Nase – für unsere Gefühle wichtiger, als wir denken.

Sie werden sich nun fragen, was Gefühle, Gerüche und Gesundheit miteinander zu tun haben? Dazu müssen wir entwicklungsgeschichtlich weit in die Vergangenheit der Erde zurückgehen: In der Ursuppe fand jegliche, wie auch immer geartete Kommunikation zwischen den Lebewesen im Wasser statt. Als die Lebewesen ans Land stiegen, wurde die Luft das Transportmedium für chemische Kommunikation. Sehr schnell entwickelte sich deshalb der Geruchssinn zu höchster Leistungsfähigkeit. Entwicklungsgeschichtlich entspricht diesem „Riechsinn“ des Urmolches das Limbische System im menschlichen Gehirn, in dem Gerüche sofort und ohne verstandesmäßige Kontrolle über das Unterbewusstsein verarbeitet werden. Das Limbische System ist eines der ältesten Organe im Gehirn und dient als Vermittler zwischen Logik und Triebverhalten.

Gut zu wissen

Wie wichtig ist das Riechen für uns Menschen?

Der Mensch besitzt etwa 30 Millionen Riechzellen. Die größte Gen-Familie im menschlichen Erbgut ist jene für die Bildung von Riechrezeptoren, an denen Duftstoffe auf Riechzellen andocken können: Ein Hinweis darauf, wie wichtig das Riechen für uns Menschen wirklich ist.

Der Geruchssinn ist der erste Sinn, der beim Menschen im Verlauf seiner Embryonalentwicklung funktioniert, d. h. bereits der Embryo im Mutterleib kann riechen. Auch während der ersten Lebenstage funktioniert die Kommunikation vor allem über den Geruch.

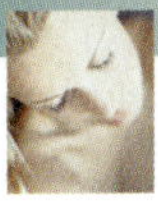

Auch Gefühle, Emotionen und Triebe haben im Limbischen System ihren Sitz. Wir alle kennen Aussprüche wie „mir stinkt's", „die Sache stinkt zum Himmel", „den/die kann ich nicht riechen", „immer der Nase nach". Der Riechsinn kann somit als „weit geöffnetes Tor zur Seele" wirken und löst durch entsprechende Riechreize blitzschnell Stimmungen, Befindlichkeiten und Gefühle aus, die vernunftsmäßig kaum kontrollierbar sind.

Gut zu wissen

Zyklusstörungen aus Abneigung gegen den Partner?

Bei allen (Ehe)Frauen mit Zyklusstörungen, die zu mir in die Praxis kamen, beobachtete ich ein interessantes Phänomen. Sie erzählten mir alle das Gleiche – nämlich dass sie ihren (Ehe)Partner „nicht mehr riechen" könnten, weil er ihnen „stinkt". Eine mögliche Interpretation wäre, dass die Frauen ihre Partner deshalb sexuell nicht mehr anziehend fanden, und Dauerblutungen bekamen, die es ihnen „ermöglichten", sich dem Geschlechtsverkehr zu entziehen ...

Übrigens riet Professor Jäger allen Eheleuten ab, sich nachts neben einen Partner zu legen, den man nicht mehr riechen kann! Es würde krank machen! Getrennte Schlafzimmer seien unbedingt notwendig! Heutzutage bieten sich glücklicherweise für die betroffenen Ehepartner auch noch andere Möglichkeiten, beispielsweise eine Trennung ...

Heilung über den Geruchssinn?

Die Aromatherapie ist wohl die bekannteste Methode, die durch ihre sanfte, duftende Energie die Umgebung auf angenehme Weise beeinflussen kann und positiv auf unser seelisches und körperliches Wohlbefinden wirkt. Hier werden Duftessenzen angewendet, die auf natürliche Weise die Heil- und Abwehrkräfte des Körpers fördern.

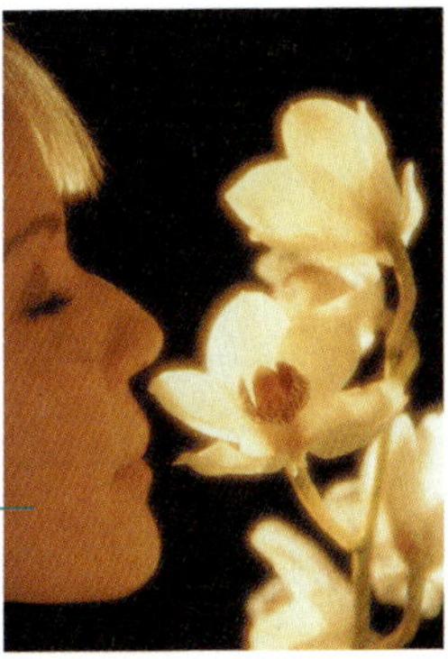

Schon alleine der Umgang mit Düften, das reine Genießen, kann große und ungeahnte Freude wecken.

Auch die Homöopathie entfaltet ja nach Professor Jäger über diesen Kanal ihre Wirkung. Erkrankungen, egal, ob seelische oder körperliche, entstehen nach seiner Meinung durch Vergiftungen. Diese Gifte können sowohl von außen als auch von innen auf den Körper wirken. Auch hier hat übrigens der Volksmund wieder einige Redensarten parat: eine böse Frau wird als „Giftspritze" tituliert, wenn jemand schlechte Laune hat, versprüht er „Gift und Galle", die Frage „Ist die Luft rein?" wird gestellt, um zu erfahren, ob eine nicht sonderlich beliebte Person anwesend ist (der Chef ...?).

Eine „vergiftete" Atmosphäre, Stress und Angst wirken sich übrigens nicht nur bei Menschen ausgesprochen schädlich aus, sondern auch bei Tieren: Ratten oder Mäuse, welche durch den Geruch einer Katze im Nachbarkäfig (den sie als unangenehm empfinden), ständig unter Stress stehen, erleiden nachweisbare Schäden ihres Abwehr- und Regenerationsvermögens. Sie schneiden bei Versuchen hinsichtlich Krankheitsverlauf und Mortalität schlechter ab als die ohne Stress lebenden Vergleichstiere, die nur mit dem als angenehm empfundenen Geruch ihrer eigenen Artgenossen konfrontiert waren – bei einigen entstand sogar Krebs. Diese Situationen, die von *außen* auf die Tiere einwirkten, zogen in ihrem Inneren Veränderungen nach sich, die sie krank werden ließen.

INFO

Instinkt bedeutet: Alles „was einem stinkt", wirkt abstoßend und macht letztlich krank.

Das heißt, es gibt auch für den Menschen von außen einwirkende Faktoren, die nicht alleine durch „positives Denken" in den Griff zu bekommen sind. Instinktive Ängste zu kontrollieren ist unmöglich.

In jedem von uns steckt ein Neandertaler

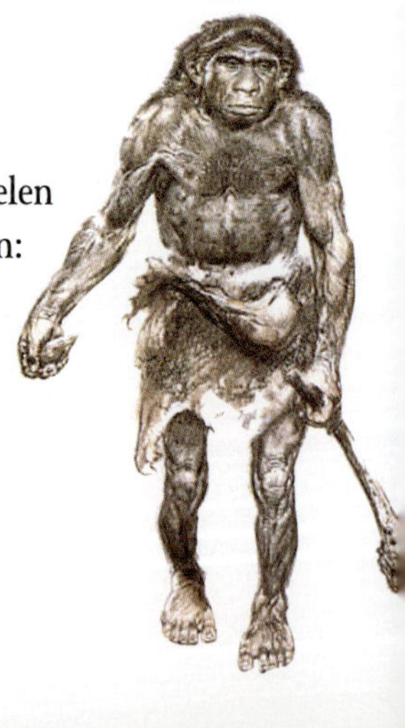

Auch unsere Vorfahren fürchteten sich vor vielen Dingen, die von außen ihr Leben bedrohten: Schlangen und Raubtiere, Dunkelheit und steile Abgründe. Die vorprogrammierte Reaktion auf diesen Stress lautete: kämpfen oder flüchten. Ebenso biologisch determiniert sind Triebe wie Aggression und Sexualität.

Die Triebe, Instinkte und Ängste des Urmenschen schlummern auch noch heute in uns, doch die Anforderungen der modernen Zivilisation beantworten wir heutzutage nur noch in Extremfällen mit Flucht oder Kampf. Doch die Programme sind nach wie vor festgelegt und nicht durch Vernunft und Denkprozesse zu beeinflussen. So leiden heute viele Menschen aufgrund von außen einwirkender Stressfaktoren unter sozialen Phobien und Raumangst, unter Depressionen und Panikattacken. Das alles sind Erkrankungen, die mit den überlebenswichtigen Programmen der Urmenschen scheinbar nicht mehr viel gemeinsam haben, aber im Grunde auf den gleichen Wurzeln beruhen.

Hier bietet die Homöopathie eine große Chance für Ihre Gesundheit, denn sie schaut gleichermaßen nach den Faktoren, die sowohl im „Innen" als auch im „Außen" liegen, und kann dabei helfen, diese neu zu überdenken und gegebenenfalls zu beseitigen.

Bereits in einem frühen Stadium, sei es einer körperlichen oder seelischen Erkrankung, kann Homöopathie dazu verhelfen, wieder mit sich und der Umwelt in Einklang zu kommen: Denn wenn Sie sich wohl fühlen, Freude an Ihrer Arbeit haben, selbstständig Entscheidungen treffen können, das rechte Maß finden, die Gegenwart bewusst erleben können, sich Ihrer Gedanken und Gefühle bewusst sind und das Gesetz der Ursache und Wirkung respektieren, wenn Sie Liebe und Wertschätzung zu sich selbst, den Mitmenschen und der Natur fühlen können – dann werden und bleiben Sie auch gesund.

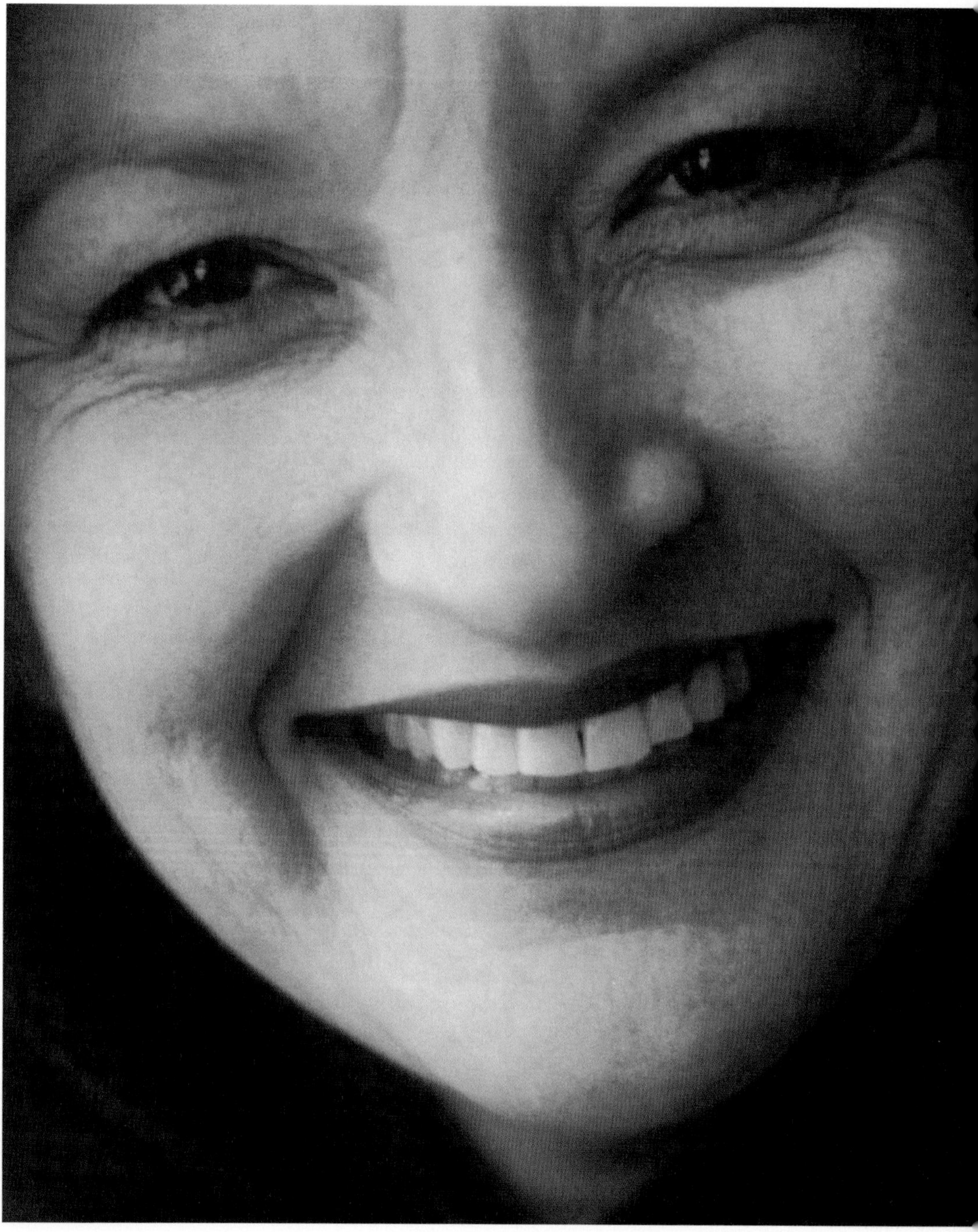

Homöopathie für die Seele

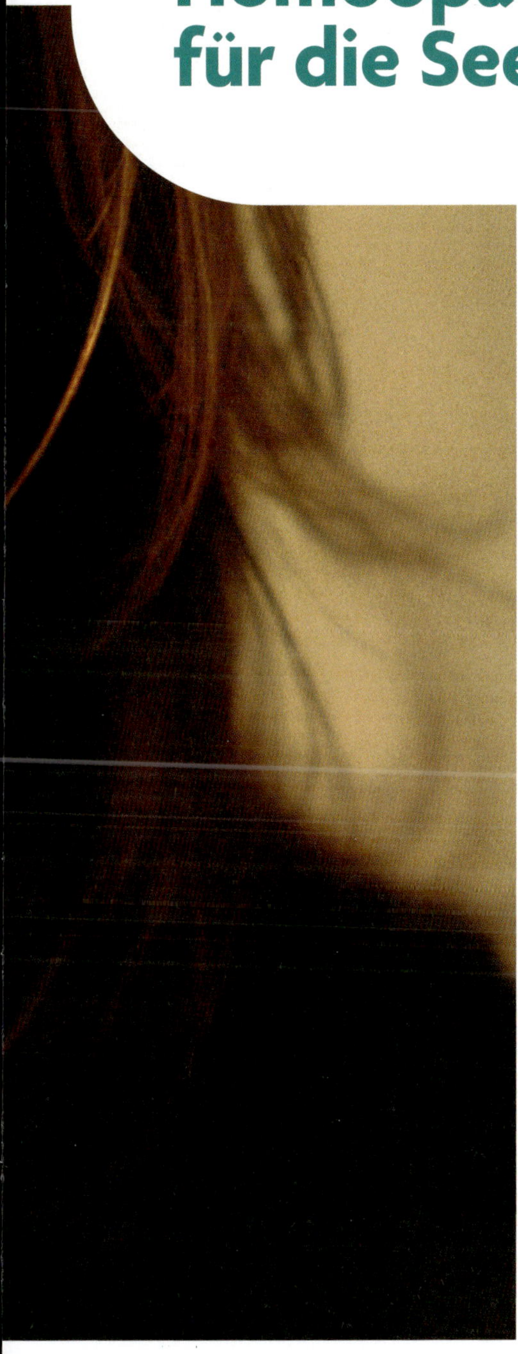

Um das richtige Mittel zu finden, wird der Mensch als Ganzes betrachtet, d. h. alle seine Charaktermerkmale, körperlichen, geistigen und seelischen Merkmale werden berücksichtigt. Diese Merkmale werden bei der Suche nach dem „richtigen" Mittel mit den körperlichen und seelischen Symptomen verglichen, die ein Arzneimittel in hoher bis giftiger Dosis auslöst bzw. auszulösen vermag. Im Idealfall entspricht dann das „richtige" Mittel genau dieser Persönlichkeit – man erkennt sich dann beispielsweise als wandelbare „Sepia-Frau" oder als gefühlvollen „Pulsatilla-Typ".
Dieses Kapitel liefert Ihnen eine kleine Charakterkunde der wichtigsten Homöopathika und damit auch eine Hilfe, für welche seelischen Krisen das Mittel geeignet ist.

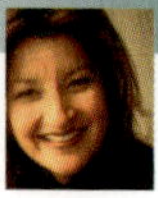

Wichtige Hinweise zur Selbstbehandlung bei seelischen Krisen

INFO

Seien Sie sich bewusst, dass Krisen, ausgelöst durch Scheidung, Trennung oder Tod, Ausnahmezustände darstellen, in denen man nicht unbedingt immer einen klaren Kopf hat.

Es ist in der Homöopathie umstritten, ob es für Laien prinzipiell gut ist, sich selbst zu behandeln. Überprüfen Sie bitte kritisch, ob Sie sich in der Lage fühlen und über genügend Kenntnisse verfügen, für sich selbst das richtige Mittel zu wählen – dies ist gerade bei seelischen Krisen nicht einfach.

Um beurteilen zu können, ob ein Mittel wirkt, ist es zwingend notwendig, etwas Vorarbeit zu leisten. Notieren Sie deshalb bitte *alle* Symptome und Veränderungen, welche Sie bei sich beobachten können, bevor Sie ein Mittel einnehmen! Schreiben Sie alles möglichst genau auf. Schreiben Sie nicht nur „Dienstag Kopfschmerzen“, sondern: „Dienstag: 1.3.04, 13.30 h, plötzliche starke Kopfschmerzen linke Schläfe, Schmerz stechend, schlimmer beim Bücken, besser beim Liegen, mit Übelkeit und Erbrechen, Erbrochenes sieht grün aus. Kurz vor Beginn starke Aufregung über Tante Erna, weil sie von meinem Teller gegessen hat. Bei Regen fühle ich mich besser.“ So abstrus Ihnen ein Symptom auch erscheinen mag – schreiben Sie es auf! Je eigenartiger und individueller, umso besser. „Würgen beim Zähneputzen, Verlangen nach Käse, Abneigung gegen Fleischgeruch beim Metzger, Träume von Schnecken“. Beobachten Sie auch Ihre Stimmung und Ihr Verhalten: Laune bescheiden, Teller an die Wand geworfen usw. Achten Sie bitte ganz besonders darauf, ob sich Ihr Schlaf verändert hat und ob Sie tagsüber müde sind und Sie sich beispielsweise hinlegen müssen.

Am besten gehen Sie alle Organe von oben nach unten durch: Augen, Ohren, Nase, Mund, Zunge, Zähne, Hals innen, Hals außen usw. und schauen, hören, fühlen und riechen Sie, ob Ihnen etwas auffällig erscheint. Gerade das Riechen kommt meistens zu kurz, dabei ist ein

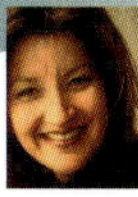

veränderter Geruch häufig das erste Anzeichen einer Erkrankung! Riechen Sie bewusst Ihren Schweiß, Stuhl, Urin, Ausfluss und notieren Sie den Geruch: Schweiß – Geruch nach Weißbrot. Wenn Sie jetzt dieses Symptom im Repertorium nachschlagen, finden Sie dort tatsächlich als einziges Mittel: *Ignatia*. (Synthesis Seite 1568)

Gut zu wissen

Jedes Symptom ist wichtig!

Halten Sie bitte keine Beobachtung für nicht erwähnenswert! Je eigenartiger und individueller ein Symptom ist, umso mehr spricht dafür, sich bei der Verordnung für dieses Mittel zu entscheiden.

Falls Sie jedoch mehrere Mittel finden, sollten Sie einen Homöopathen aufsuchen! Nehmen Sie bitte hierzu Ihre Aufzeichnungen mit – so erleichtern Sie ihm die Suche nach dem optimalen Mittel.

Bedenken Sie auch, dass die bereits stattgefundene Einnahme von Mitteln die Symptome des ursprünglichen Zustandes verändern können und dass es für den Homöopathen dann erschwert werden kann, das richtige Mittel zu finden.

Gut zu wissen

In diesen Fällen sollten Sie unbedingt einen Homöopathen aufsuchen!

- Wenn es Ihnen zu schlecht geht und Sie völlig am Ende sind.
- Wenn Sie sich unter mehreren Mitteln beschrieben finden und keine klare Entscheidung für ein Mittel treffen können.
- Wenn eine Verschlimmerung eintritt und Sie sich unsicher fühlen.
- Wenn Sie laufend schulmedizinische Medikamente einnehmen.

Ihr Homöopath wird Ihnen geduldig zuhören und weiß alles einzusortieren, um für Sie Ihr persönliches Mittel zu wählen.

Scheidung, Trennung, Liebeskummer

Sie wurden verlassen. Am Anfang steht der Gedanke, dass das alles nicht wahr sein kann. Sie fühlen sich, als wären Sie in einem bösen Traum. Den geliebten Menschen, den Partner gibt es nicht mehr. Nicht mehr für Sie! Gefühlschaos erster Klasse. Bewegungslos, wie gelähmt, sitzen Sie in der Ecke, oder rennen durch die Straßen, oder auf den Waldsportpfad. Rasende Gedanken. Fragen über Fragen. Warten. Anstarren des Telefons. Niemand antwortet. Heulkrämpfe. Machtlosigkeit. Alleinsein. Die Erinnerungen holen Sie ein. Nur gute Erinnerungen scheint es zu geben. Eine Phase der Verklärung, die den Verlust noch schlimmer erscheinen lässt. Sie greifen vielleicht zu Zigaretten, Tabletten, Alkohol, um all Ihre Gefühle zu betäuben, die Sie glauben nicht aushalten zu können. Sie spielen vielleicht sogar mit dem Gedanken, dem Ganzen ein Ende zu bereiten, da plötzlich alles sinnlos erscheint. Sie können sich noch so oft umdrehen, es ist keiner mehr da der Ihnen hilft. Nein – gerade die Person, welche Sie als Stütze empfunden haben, die Person, der Sie Ihr Vertrauen geschenkt hatten, genau diese hat Sie verletzt und ist zudem auch noch weg und hat Sie in Ihrem Elend alleine gelassen. Sie fragen sich immer und immer wieder dasselbe: Warum? Sie suchen die „Schuld" vielleicht bei sich und fragen sich, was Sie hätten anders machen können. Die Einsamkeit scheint Sie zu überrollen. So oder ähnlich mögen Ihre Gedanken und Gefühle sein, die Sie in Besitz genommen haben.

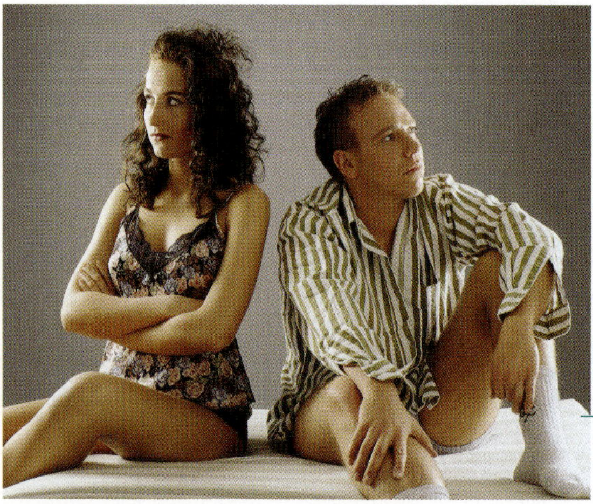

Es kommt auch vor, dass beide Partner sich gleichermaßen voneinander trennen möchten. Häufig will jedoch einer an der Beziehung festhalten.

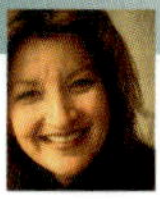

Es soll in diesem Abschnitt die Situation des Verlassenen besprochen werden. Die Trennung von zwei Menschen, die verheiratet sind oder miteinander eine Beziehung haben. Es wird vielleicht auch eine ganze Weile dauern, bis Sie das Wort „hatten“ verwenden können: Je nachdem wie lange Ihre Beziehung gedauert hat, wird es ein eher kurzer, längerer oder langer Prozess werden. Wenn Sie nur 4 Wochen mit einem Partner zusammen waren, dauert die Loslösungsphase nicht so lange, als wenn Sie 10 oder 20 Jahre mit einem Partner zusammen waren. Das heißt nicht, dass Sie es für den ersten Moment nicht genauso schmerzhaft empfinden! Der Schmerz wird sich aber wesentlich schneller verabschieden, je kürzer die Beziehung war.

Ein Trost: Es geht vorbei!

In der ersten Phase ist dies zwar fast nicht vorstellbar, es kann sogar sein, dass Sie geradezu allergisch darauf reagieren, wenn Sie jetzt auch noch jemand trösten möchte. „Der oder die hat doch überhaupt keine Ahnung und kann hier nicht mitreden“, denken Sie vielleicht. Phasen der Wut und Phasen der Sehnsucht und Verklärung „es war doch so schön mit ihm/ihr“ wechseln sich ab – so lange, bis man den anderen und damit sich selbst freilassen kann. Wenn Sie Ihrem Partner danken können für das Gute, ihm/ihr alles Gute wünschen und ihn/sie gehen lassen können – dann haben Sie es geschafft. Das bedeutet nicht, dass Sie das, was der andere Ihnen Ihrer Meinung nach angetan hat, gut finden müssen. Nein. Es geht um die Realisation, dass er/sie das gemacht hat, was in seinen/ihren Kräften stand. Niemand verheiratet sich mit der Absicht, sich nach 10 Jahren wieder scheiden zu lassen. Alle hatten eine andere Absicht als ein bitteres Ende.

Ihre Wahrnehmung ist davon bestimmt, durch welche Brille Sie die Welt anschauen, welchen Vorurteilen, Weltanschauungen und Stimmungen Sie anhängen. Die wichtigste Eigenschaft des Gehirns ist es, sich seine eigene Wirklichkeit zu erschaffen. Dafür nimmt Ihr Gehirn Informationen, die zu über 90 Prozent aus Ihrem eigenen Fundus stammen. Weniger als 10 Prozent der nötigen Informationen kommen über die Sinnesorgane von außen. Das, was Sie als *wahr* empfinden, sieht jeder anders. Das mag verdeutlichen, dass Sie Ihren Partner

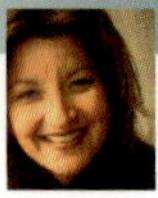

immer nur subjektiv wahrnehmen können. Das heißt: Sie werden es nie erfahren, wie er/sie wirklich ist, wie er/sie denkt und wie er/sie fühlt, denn alles ist mit *Ihren* Wertmaßstäben, *Ihren* Vorstellungen und Einstellungen verknüpft.

Gut zu wissen

„Trennungsarbeit" ist harte Arbeit

Am Ende des Tunnels kommt das Licht – auch für Sie! Genauso, wie in der Mitte der Nacht schon der neue Tag beginnt. Aber wie soll man mitten in der Nacht an Licht glauben? Sie können nur jemandem vertrauen, der Ihnen sagt, dass es so ist. Es hilft deshalb, mit Menschen zu sprechen, die eine Trennung überstanden haben.

Tipps bei Liebeskummer

TIPP

Lassen Sie ihn/sie vor Ihrem inneren Auge einfach verschwinden!.

Am Anfang, wenn die Gedanken sich ausschließlich um „XY" drehen, ist eine Übung sehr hilfreich: Stellen Sie sich „ihn/sie" vor Ihrem inneren Auge vor. (Das machen Sie ja sowieso die ganze Zeit.) Jetzt zoomen Sie aber sein/ihr Gesicht in die Ferne, bis es so klein ist, dass Sie ihn/sie nicht mehr erkennen können. Wenn er/sie wieder auftaucht, üben Sie es gleich noch mal! Sie können Ihrer Phantasie freien Lauf lassen und ihn/sie ganz am Horizont mit Silvesterknaller oder sonst was verabschieden. Nur zu! Sie können ihm/ihr auch einen „Böller" oder einen „Heuler" an den Kopf werfen, je nachdem was er/sie in Ihren Augen für „Verbrechen" begangen hat.

Setzen Sie sich in eine Ecke, weinen Sie und warten Sie einfach darauf, bis Sie keine Lust mehr dazu haben und genügend geweint haben. Es kann eine ganze Weile dauern, dass Sie sich wie gelähmt fühlen und Ihnen alles furchtbar schwer fällt. Das ist ganz normal. Wenn diese erste Phase vorbei ist, werden Sie von selbst wieder aktiver werden.

Stürzen Sie sich nicht gleich wieder in eine Beziehung, denn diese wäre zum Scheitern verurteilt. Ihr Kopf und Ihr Herz sind noch nicht frei. Nutzen Sie diese Phase besser, um zur Ruhe zu kommen und zu sich selbst zu finden. Lernen Sie sich und Ihre Bedürfnisse kennen! Wenn Sie aus der Krise draußen sind und alles mit Abstand betrachten können, dann werden Sie besser auf eigenen Beinen stehen und sind dann auch wieder bereit für eine neue Beziehung.

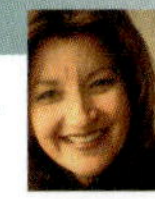

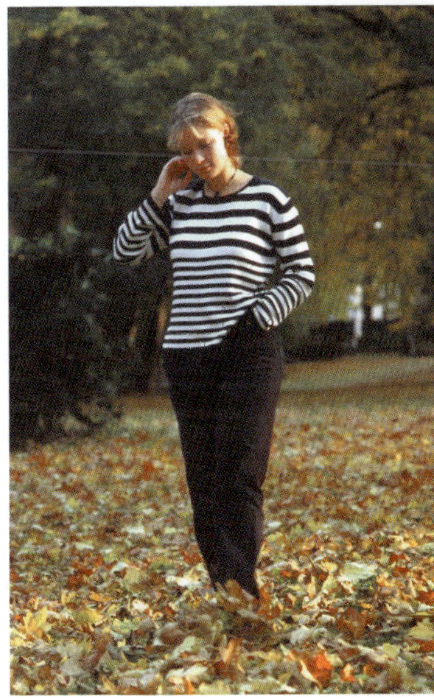

Planen Sie nicht weiter als bis zum nächsten Tag. Kleine Schritte sind angesagt. Sie müssen heute und morgen und auch übermorgen keine Entscheidungen treffen. Eine Trennung gehört zu den schwersten Krisen, welche ein Mensch bewältigen muss. Verlangen Sie nichts von sich. Außer Spazierengehen! Alles andere kommt wieder von ganz alleine. Aber es braucht seine Zeit.

Sie können mit einer Freundin sprechen oder eine Gesprächstherapie machen. Reden tut gut, denn geteiltes Leid ist halbes Leid. Selbst wenn Ihnen nur jemand zuhört, ohne Ihnen einen Ratschlag zu geben, hilft es Ihnen, sich den Kummer von der Seele zu reden.

Erfreuen Sie sich mit leichter Literatur und lassen Sie für eine Weile die schweren Leidens- und Psychobücher weg. Nach dem Grund der Trennung können Sie später immer noch forschen, falls Ihnen das dann noch wichtig erscheinen sollte. Entscheiden Sie bei allem, was Sie tun, einfach nur danach: „Tut es mir gut? Erfreut es mich? Nützt es meinem Körper in positiver Weise?" Ihr Bauch kennt die Antwort.

Zwingen Sie sich jeden Tag zu einem Spaziergang in der Natur. Atmen Sie eine Weile ganz bewusst langsam und tief.

Wenn die „In-der-Ecke-sitzen-Phase" vorbei ist, schauen Sie einfach überall mal in Prospekten, was gerade so angeboten wird – beispielsweise im Programm der Volkshochschule. Suchen Sie sich etwas, was Sie fordert, bei dem Sie an etwas anderes denken müssen. Bestimmt fällt Ihnen etwas ein, das Sie schon immer machen wollten. Lernen Sie eine Sprache, ein Musikinstrument, malen Sie oder lernen Sie einen neuen Tanz. Fordern Sie Ihren Kopf heraus, sich noch mit anderen Dingen als den bekannten zu beschäftigen. Erweitern Sie Ihr Wissen. Es geht nicht darum die Gedanken zu verdrängen, sondern einfach darum, dass Sie spüren, dass es auch noch etwas anderes gibt, als zu grübeln und zu brüten. Sie lernen so außerdem neue Menschen kennen. Es geht um Ihr Weiterleben, um Ihr Überleben und um das „Nicht-auf-der-Strecke-Bleiben".

Pflegen Sie Ihren Freundeskreis oder suchen Sie sich einen neuen, falls der alte Freundeskreis sich mit der Trennung in Wohlgefallen aufgelöst hat. Ergreifen Sie die Initiative! Stellen Sie sich einfach vor, dass alle anderen auch darauf warten, dass mal jemand mit ihnen spricht.

TIPP

Verwöhnen Sie sich – beispielsweise mit einem heißen Bad in einem duftenden ätherischen Öl und gönnen Sie sich eine Ganzkörpermassage.

TIPP

Üben Sie es, für sich selbst etwas zu kochen! Nehmen Sie sich die Zeit, etwas Gutes zu essen.

Tun Sie es! Beim Einkaufen, beim Spazierengehen oder beim Entenfüttern im Park. Falls es Ihnen schwer fällt, jemanden anzusprechen, dann üben Sie das doch mit den Enten! So können Sie abends Ihr erstes Erfolgserlebnis verbuchen: „Habe heute eine Ente am See angesprochen und mit Brot gefüttert. 10-mal an XY gedacht. In Gedanken 20 Silvesterknaller losgelassen. Hinfahrkarte zum Mond für XY gekauft." Na, sehen Sie, es geht doch! Vergessen Sie bei der ganzen Angelegenheit nicht den Humor!

Strafen Sie Ihren Körper nicht noch zusätzlich mit Zigaretten und Alkohol.

Schauen Sie sich lange in die Augen und beschließen Sie dann, nach vorne in Ihre Zukunft zu blicken. Es wird mit jedem Tag ein kleines bisschen leichter werden.

Die wichtigsten Mittel für die Krise nach einer Trennung/Scheidung

- Aurum metallicum (s. Seite 47)
- Ignatia amara (s. Seite 50)
- Natrium muriaticum (s. Seite 53)
- Staphysagria (s. Seite 56)
- Phosphoricum acidum (s. Seite 59)
- Pulsatilla pratensis (s. Seite 61)

INFO

** Zu diesen Homöopathika finden Sie nähere Informationen in der Übersicht über die Mittel ab Seite 124.*

Wenn viel Eifersucht im Spiel ist:
- Apis mellifica*
- Pulsatilla pratensis
- Hyoscyamus*
- Lachesis*

Weitere in Frage kommende Mittel:
- Mercurius*
- Opium*
- Platina*
- Sulphur*

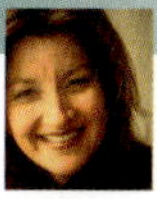

Aurum metallicum (Gold)

„Die Sonne ist erloschen."

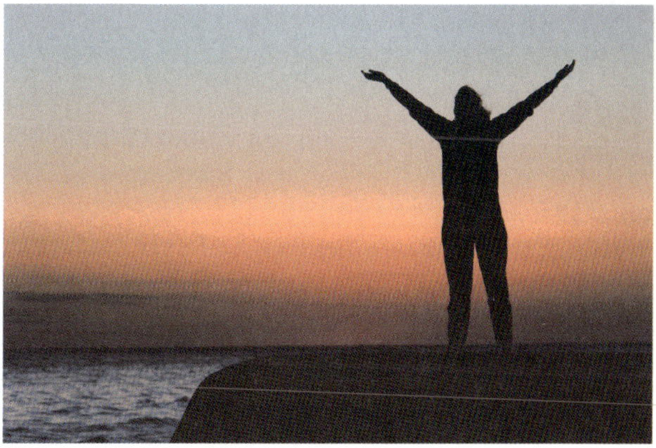

Von lat. Aurum leitet sich auch der Name der Göttin Aurora (Morgenröte) ab.

Substanz

Gold ist ein goldgelbes Edelmetall mit einer sehr hohen Dichte. In der Homöopathie wird Blattgold verwendet. Die Arzneimittelprüfungen ergeben erst Arbeitslust und gute Laune, dann Angst, Zittern, Melancholie, Lebensüberdruss und Selbstmordgedanken. Körperliche Symptome sind Herzklopfen, Wallungen, Herzarrhythmie, Beklemmung, Atemnot und Stauungsbeschwerden. Schließlich kommt es zu einer deutlichen Degeneration an den verschiedensten Organen, besonders an den Drüsen.

Gut zu wissen

Ein homöopathisches Mittel kennzeichnet die Persönlichkeit

Jede Substanz löst ganz bestimmte körperliche und seelische Symptome aus und lässt so allmählich das Bild eines „Typs" entstehen. Ein Homöopath spricht dann beispielsweise von einer extrem reizbaren Ignatia-Frau oder einem übernervösen Phosphorus.

Beschreibung des Typs

Der Aurum-Typ ist sehr gegensätzlich: Einerseits ist er sehr tatkräftig, nichts geht ihm schnell genug – Unruhe, Hast, Jähzorn, Heftigkeit und Streitsucht stehen im Vordergrund; diese Symptome wechseln sich jedoch ab mit Phasen tiefer Melancholie und Verzweiflung, mit Lustlosigkeit und Selbstvorwürfen. Das kann bis zum Lebensüberdruss gehen.

Wenn Sie ein Aurum-Typ sind, dann leiden Sie seit Ihrer Trennung an einer tiefen Depression mit Selbstmordgedanken und haben fast schon Todessehnsucht. Der Gedanke, dass Sie dem Ganzen ein Ende

Auswahl charakteristischer Aurum-metallicum-Symptome

Gemütssymptome

- Denkt über sein Leben nach und glaubt, alles falsch gemacht und seine Ziele nicht erreicht zu haben
- Abscheu vor dem Leben, Lebensüberdruss, Lebensmüdigkeit
- Hypochondrisch
- Abneigung, zu sprechen
- Will allein gelassen werden
- Wünscht sich den Tod
- Impuls, aus dem Fenster oder aus großer Höhe zu springen; Gefühl, in die Freiheit springen zu können
- Angst, als ob er ein Verbrechen begangen hätte
- Angst vor Herzinfarkt
- Angst mit Selbstmordgedanken
- Angst um die ewige Seligkeit
- Arbeitswut („Workaholic“)
- Arbeitet tüchtig, bis er Selbstmord begeht
- Zwanghaftes Beten
- Depression, auch durch Schmerzen
- Empfindlich gegen Schmerzen
- Egoismus
- Will besser sein als andere
- Furcht vor Zurückweisung
- Furcht, seine Selbstachtung zu verlieren
- Furcht vor dem finanziellen, beruflichen, persönlichen oder gesellschaftlichen Ruin
- Furcht, die vom Magen aufsteigt
- Gewissenhaftigkeit
- Starke idealistische Prägung
- Impulsivität
- Denkt, er wäre der geborene Pechvogel
- Verträgt keinen Widerspruch
- Reagiert auf Angriffe heftig bis jähzornig
- Lautes Lachen verdeckt oft eine tiefe Melancholie

Körperliche Symptome

- Hauptwirkungen an Gefäßen, Gehirn, Herz und Nieren, Leber und Knochenmark, Milz und Lymphdrüsen
- Herzklopfen, Bluthochdruck, Atemnot
- Schmerzen hinter dem Brustbein, die in die Arme ausstrahlen
- Uterusmyome, Gebärmuttervorfall, Krebs
- Hämmernde Kopfschmerzen, pulsierende Schläfen
- Knochenschmerzen, Muskelschmerzen: bohrende, zerreißende Schmerzen, als wären die Knochen gebrochen
- Wandernde rheumatische Muskelschmerzen
- Krebs/Knochenmetastasen
- Empfindlichkeit der Leber gegen Alkohol (Folgen von Alkoholmissbrauch)
- Knollige Nasenspitze
- Pigmentstörungen, Psoriasis
- Warmes Wetter wird schlecht vertragen
- Viel Schweiß, besonders bei Stress, Schweißfüße
- Verlangen nach Fett, Soße, Pommes frites mit Mayonnaise, Schokolade, Kaffee, trockenem Brot, Fleisch, Rotwein, exzessivem Rauchen (Selbstzerstörung)
- Abneigung besteht gegen Fleisch und Obst
- Drogen- und Alkoholabusus!
- Erwacht häufig gegen 3 Uhr, daher oft unausgeruht
- Beschwerden verbessern sich allgemein durch Spazierengehen, Meer und Wasser

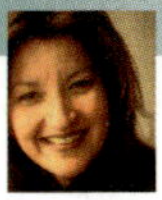

bereiten können, beruhigt Sie auf eine gewisse Art, macht Ihnen aber auch Angst. Es können Gedanken auftreten, beispielsweise bei hoher Geschwindigkeit das Auto in den Gegenverkehr oder auf einen Baum zu lenken. Auch das Herunterspringen von einer Höhe können Sie ebenso als Erlösung Ihrer Leiden ansehen.

Möglicherweise entwickeln Sie eine große Angst vor einer Herzkrankheit. Das Herz ist das zentrale körperliche Problem bei Aurum. Starkes Herzklopfen, Druckgefühle, Beklemmung, unregelmäßiges Klopfen, Stiche oder ein hoher Blutdruck sind nur Beispiele aus dem Beschwerdenkatalog.

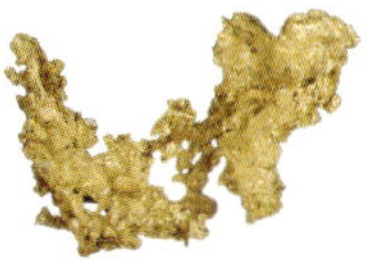

Metallisches Gold

Sie glauben, von niemandem mehr geliebt zu werden. Sie empfinden nichts mehr, aber zeigen es nicht nach außen.

Aurum-Patienten können auch Arbeitssüchtige sein, die bis zum letzten Tag arbeiten und sich, für andere völlig unverständlich, aus heiterem Himmel umbringen. Sie sind innerlich von solch großer Hoffnungslosigkeit erfüllt, dass ein solcher Zustand in einen „Kurzschluss" münden kann, den sie nicht mehr kontrollieren können.

Beim Aurum-Typ kann es vorkommen, dass er eine Beziehung aus heiterem Himmel beendet, weil er von der Angst besessen ist, der andere könnte ihn verlassen.

Dem Aurum-Typ fällt es nicht leicht, über seine Gefühle zu sprechen. Ähnlich Natrium-muriaticum-Typen nimmt er sich Bemerkungen sehr zu Herzen. Er bezieht vieles auf sich, ohne die Stimmung und die Situation des anderen zu berücksichtigen.

Der nach einer Trennung häufig völlig fehlende Lebenswille kann zu einer übertriebenen Frömmigkeit führen, für die Aurum-Typen bekannt sind. Zwar beginnen viele Menschen, die nie gebetet haben, Halt bei Gott zu suchen, wenn es ihnen schlecht geht. Aurum-Typen beten jedoch zwanghaft, pausenlos und stundenlang.

Dosierung

- Globuli: 3 Globuli C 30 oder C 200 als Einmalgabe.
- Tropfen: 1- bis 3-mal täglich 3 Tropfen Q 12. Q-Potenzen gebe ich vor allem bei geschwächten Patienten und auch bei Patienten, welche täglich schulmedizinische Medikamente einnehmen müssen (beispielsweise Insulin).

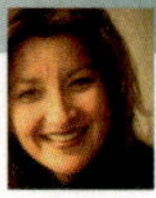

Ignatia amara (Ignatiusbohnenbaum)

„Annehmen müssen."

• Substanz

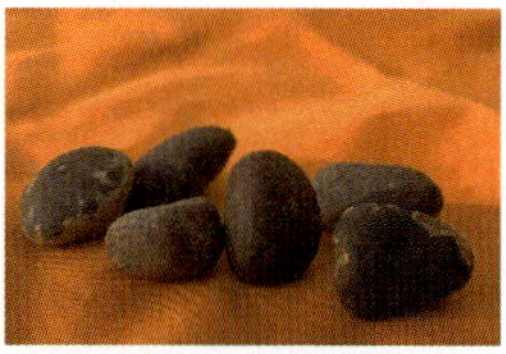

Samen des Ignatiusbohnenbaums. (Foto: Gudjons)

Der Ignatiusbohnenbaum ist ein dornenloser, immergrüner Strauch mit armdickem Stamm, der mit holzigen Ranken klettert. Seinen Namen erhielt er nach Ignatius, dem Patron der Jesuiten, der die Samen zuerst nach Europa brachte. Er wächst in Kotschinchina und auf den Philippinen.

Ignatia verkörpert das „Annehmen-Müssen", beispielsweise einer Trennung, einer Scheidung oder eines Todesfalls. Diese Situationen sind vergleichbar mit dem Verlust des Haltes für die Kletterpflanze Ignatia. Nun liegt die Pflanze am Boden – und muss zusehen, wie sie da weiterkommt.

Ignatia enthält wie Nux vomica Strychnin. Unverdünnt kann Ignatia Krämpfe auslösen, dagegen kann es in verdünnter Form Krämpfe lösen (s. auch Gesetz des „quantitativen Antagonismus", S. 23). Es wird daher auch bei Epilepsie eingesetzt.

Gut zu wissen

Ignatia – das Hauptmittel bei „Gram erzeugenden Vorfällen"

Samuel Hahnemann: „Ignatia ist ein Hauptmittel in Ärgernisfällen bei Personen, die nicht geneigt sind, in Heftigkeit auszubrechen oder sich zu rächen, sondern welche die Kränkung in sich verschließen – bei denen, mit einem Worte, die Erinnerung an den ärgerlichen Vorfall anhaltend an ihrem Gemüthe zu nagen pflegt –, und so auch vorzüglich gegen Krankheitszustände, die durch Gram erzeugende Vorfälle entstehen. So können Anfälle von selbst langwierigen Epilepsien, die jedesmal nur nach Kränkung oder ähnlichem Ärgernis ausbrechen, durch schnelle Anwendung von Ignaz verhütet werden."

• Beschreibung des Typs

Ignatia ist das Mittel für die unmittelbare Ohnmacht, welche man nach einer Trennung empfindet – vor allem für Frauen und vor allem dann, wenn Sie das Gefühl haben, dass Sie wie eine Klette an einem

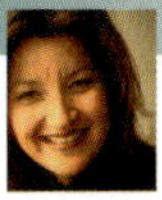

Auswahl charakteristischer Ignatia-amara-Symptome

Gemütssymptome

- Grundgefühle: emotionaler Schock. Ihre Welt ist zusammengebrochen. Ohnmächtiges Zur-Kenntnis-nehmen-Müssen. Nichts tun können. Gefühl der Machtlosigkeit. Versteht die Welt nicht mehr

  Ursache: unglückliche Liebe, Folge von Kummer, innerer Kränkung, verbissenem Ärger, Tod des Partners, eines Elternteils, eines Kindes, Schreck eines Verbrechens oder Unfalls, Eifersucht
- Stiller Kummer. Sie reden mit niemandem darüber und behalten ihn für sich
- Immer wieder unwillkürliches Seufzen
- Lautes, hysterisches Schluchzen und Weinen, aber auch nicht mehr Weinen-Können!
- Weinen vor anderen wird vermieden, das ist eher peinlich
- Lachkrämpfe bei Schock
- Launenhaftigkeit
- Empfindlich gegen Musik
- Verschlechterung durch Musik
- Reizbarkeit durch geringsten Widerspruch
- Perfektionistisch
- Unfähigkeit zu schreiben
- Neigung zu sitzen und vor sich hinzustarren
- Selbstmordneigung mit Gedanken an: Ertränken, Gift, Sturz aus großer Höhe
- Verschwiegen, verschlossen
- Widersprüchlichkeit
- Zittern nach Aufregung oder nach Kummer
- Zorn, Jähzorn

Körperliche Symptome

- Periodische Kopfschmerzen mit Übelkeit und Erbrechen (Migräne)
- Beißt sich beim Sprechen oder Kauen leicht in die Zunge oder Wangen
- Hals fühlt sich wie zugeschnürt an
- Magenschmerzen, Magenkrämpfe nach seelischer Erregung
- Hysterische Krämpfe – auch Epilepsie nach seelischer Erregung
- Abneigung gegen Obst
- Kann Verlangen nach Tabak haben
- Kann aber auch eine komplette Abneigung allein gegen den Geruch von Tabak entwickeln
- Neigung zum Konsum von Alkohol und Kaffee
- Kann aber auch komplette Abneigung dagegen entwickeln (Widersprüchlichkeit!)
- Verlangen, tief zu atmen
- Häufiges Gähnen
- Leichter Schlaf, so dass man alles hört
- Unzufriedenheit wird mit Fresssucht befriedigt

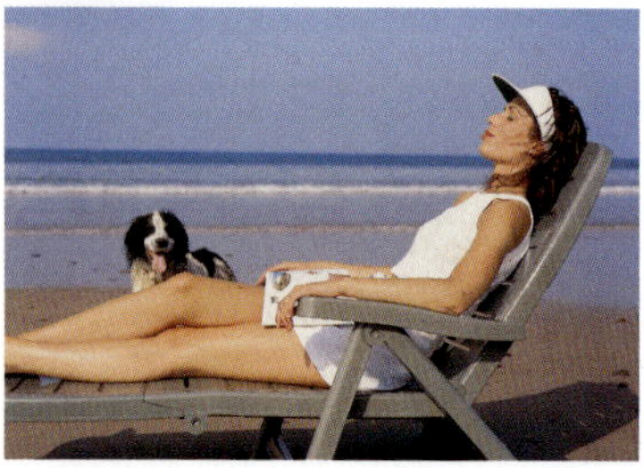

Sehen Sie es positiv: Durch die Trennung steht Ihnen die Welt wieder offen ...

Typen hängen, mit dem das grausame Ende eigentlich schon vorprogrammiert war und von dem Sie trotzdem nicht loskamen; ihn liebten und liebten und nochmals lieben – und er sie eben nicht, zumindest nicht so sehr. Es ist das Mittel für die Frau, die mit Ihrem scharfen Verstand sehr wohl nachvollziehen kann, dass die Beziehung aussichtslos ist und trotzdem daran festhält. Aber freuen Sie sich: Jetzt ist endlich der Fall eingetreten, zu dem man Sie eigentlich mit einem großen Blumenstrauß beglückwünschen müsste, weil Sie endlich getrennt sind und Ihnen die Welt nun für bessere Dinge offen steht ...!

INFO

Ignatia ist ein bewährtes Frauenmittel.

Weitere Besonderheiten des Ignatia-Typs:

- Trägt gerne schwarze Kleidung.
- Neigt zu Magen-/Darm-Krämpfen und nervösem Hustenreiz.
- Hysterische Komponente.
- Große Widersprüchlichkeit, beispielsweise Besserung von Magenkrämpfen durch Essen.
- Muss immer wieder tief einatmen oder seufzen.
- Wechsel von Lachen und Weinen.

Dosierung

- Globuli: 3 Globuli einer C 30 oder C 200 oder C 1000 (M) oder C 10 000 (XM) als Einmalgabe.
- Tropfen: bei sehr geschwächten Patienten täglich 1- bis 3-mal 3 Tropfen Q 12.

Gut zu wissen

Das sollten Sie bei der Einnahme von Ignatia beachten!

- Achten Sie *genau* darauf, welche Auswirkungen das Mittel auf Ihren Schlaf bzw. auf Ihre Laune hat (s. auch Seite 27).
- Wenn sich Ihr Zustand nach einer Woche nicht wesentlich gebessert hat, sollten Sie einen Homöopathen aufsuchen!
- Nach Einnahme von Ignatia bitte auf folgende Homöopathika verzichten: Coffea, Nux vomica, Tabacum.
- Während der Behandlung bitte weglassen: Wein, Weingeist, Weinessig, Kaffee, Pulsatilla. Diese können das Mittel unwirksam machen.

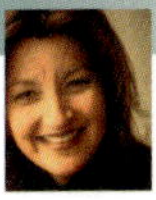

Natrium chloratum (Kochsalz)

„Nicht verletzen und nicht verletzt werden."

Substanz

Salz steuert die gesamte Bioelektrizität des Organismus. Als Homöopathikum hilft Natrium chloratum, nach vorne zu schauen, Altes loszulassen und sich Neuem zuzuwenden. Natrium chloratum ist oft bei Kindern hilfreich, die durch die Trennung der Eltern sehr leiden.

INFO

Man erhält Natrium chloratum auch unter dem Namen Natrium muriaticum – es handelt sich jedoch um die gleiche Substanz.

Gut zu wissen

Kochsalz und Natursalz

Das Kochsalz (Natriumchlorid), das wir heute kennen, hat die wundervollen Eigenschaften des Natursalzes vollständig verloren. Scheinbar immer perfektere Industrieverfahren haben dem Salz alles genommen, was es neben reinem Natriumchlorid noch besaß – genau genommen alle Bestandteile, aus denen einst das Leben und alle chemischen Verbindungen der Lebewesen hervorgingen.
Natriumchlorid allein ist dem Leben nicht förderlich, im Gegenteil: Um sich vor Natriumchlorid zu schützen, verpackt der Organismus die schädlichen Ionen in eine Wasserhülle (= Hydratation). Dieser Vorgang entzieht den Zellen jedoch so viel wertvolles Zellwasser, dass ihre Funktionstüchtigkeit eingeschränkt wird – ein Grund für hohen Blutdruck und andere Zivilisationskrankheiten.
Das Leben begann im Salzwasser, dessen Elemente im Natursalz noch enthalten sind und im menschlichen Organismus zu einem hervorragend funktionierenden Regelsystem führen – was zu viel ist, wird unproblematisch ausgeschieden. So normalisiert sich bei vielen Bluthochdruckpatienten nach Einnahme von Natursalz auch wieder der Blutdruck.

Beschreibung des Typs

Der Natrium-chloratum-Typ nimmt Kummer und Kränkungen in sich auf und hält sie fest. Seine Gedanken kreisen deshalb oft um Vergangenes. Er vergisst nichts. Er liegt oft nachts im Bett und grübelt endlos – über lange zurückliegende Ereignisse oder neue Enttäuschungen. Er ist sehr nachtragend, spricht aber nicht darüber – zumindest so lange nicht, bis das Fass voll ist.

Auswahl charakteristischer Natrium-chloratum-Symptome

Gemütssymptome

- Leidet immer noch unter früheren Enttäuschungen, brütet über Vergangenem
- Kann nicht vergessen und nicht vergeben
- Gewissenhaft, Perfektionismus
- Angst, Fehler zu machen und lächerlich gemacht zu werden
- Furcht in geschlossenen Räumen
- Furcht vor Höhen, eventuell mit dem Drang, sich hinunterzustürzen
- Furcht vor Räubern
- Furcht vor Tieren (Schlangen, Spinnen, Bienen)
- Furcht vor Dunkelheit und dem Alleinsein
- Spricht nicht gerne von seinen Gefühlen
- Sucht Zuneigung auf eifersüchtige Art
- Sehr zum Weinen geneigt
- Aber auch das Gegenteil: Kann nicht weinen – und schon gar nicht vor anderen Menschen
- Unmäßiges Lachen
- Schwermut, Depression, Traurigkeit, Kummer
- Chronische Schuldgefühle
- Innere Verzweiflung
- Verschlechterung durch Trost, wird zurückweisend
- Verliebt sich in die aussichtslosesten Partner
- Geduldiger Zuhörer und guter Tröster
- Kann sehr zornig werden – mit blassem Gesicht
- Zorn, wenn man ihn zwingt, zu antworten
- Frühstückt sehr ungern
- Widerwille gegen Essen, Heißhunger bei Abmagerung
- Schnelles Erröten
- Kann nicht in Gegenwart anderer urinieren

Körperliche Symptome

- Kopfschmerzen, als wolle der Kopf zerspringen; besonders durch Sonne
- Migräne
- Herzklopfen, Herzflattern
- Juckende Hautausschläge am Haaransatz des Nackens und der Schläfe, Schuppen
- Haare sehr trocken, spalten sich an den Enden; Haarausfall
- Hände zittern, lässt Gegenstände fallen
- Augenschmerzen wie von Sand in den Augen
- Geruchs- und Geschmacksverlust
- Ohrgeräusche: Flattern, Klingeln, Sausen, Brummen, Knacken beim Kauen
- Allergien (Heuschnupfen, Asthma, Neurodermitis, Psoriasis)
- Nasenbluten
- Herpes an den Lippen
- Zucken der Gesichtsmuskeln
- Nägelkauen
- Räusperzwang
- Kropf (Hyperthyreose)
- Verlangen nach Brot, Fisch, Salzigem, Saurem, Süßigkeiten; Speisen müssen auf dem Teller getrennt sein
- Abneigung gegen Schwarzbrot, Hähnchen, Meeresfrüchte
- Beim Essen Schweiß im Gesicht
- Unwillkürlicher Urinabgang beim Husten, Gehen, Lachen, Niesen; nächtliches Einnässen
- Vagina trocken, stechende Schmerzen beim Koitus
- Schlaflosigkeit, stundenlanges Wachliegen
- Friert lieber, als dass es ihm zu warm ist, liebt den Winter und kaltes Wasser, schwitzt sehr schwer

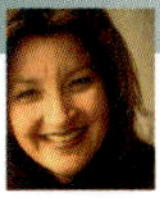

Das Innenleben des Natrium-Typs sieht oft anders aus, als er sich nach außen gibt. Er verbirgt seine wahren Gefühle oft hinter einer Maske, die durchaus aus Lachen und Fröhlichkeit bestehen kann. Er spielt den Starken. Deshalb macht er auch bei einer Verabschiedung kurzen Prozess – dreht sich um und weg ist er. Dabei möchte er nichts lieber, als am Ärmel gepackt werden und hören, dass man ihn liebt. Das wird er aber nicht zugeben! Er wird sich losreißen und Sie werden sein wahres Gefühl nie kennen lernen.

Wenn der Natrium-Typ gefragt wird: „Wie geht es dir?“ wird man eine „Es-geht-so“-Antwort erhalten. Stellt man dieselbe Frage noch mal und sagt dieses Mal: „Wie geht es dir wirklich?“ kann es sein, dass man nur die Antwort erhält: „Nicht fragen.“ Ein Natrium-Mensch kann oft nicht mehr weinen und verträgt keinen Trost. Genießt man sein Vertrauen, wird er sich nach ein paar Minuten von selbst öffnen; wenn nicht, wird er nichts preisgeben und bestenfalls wütend werden.

Der Natrium-Typ hat eine dicke Schutzmauer um sein Herz gebaut und seine Gefühle gut eingemauert. Nur er kennt sie. Er hat Narben einer tiefen Wunde in seinem Herzen, die eventuell aus seiner Kindheit stammt. Narben können aufgerissen werden und wieder bluten, eine solche Verletzung will er sich nicht noch einmal antun. Deshalb kann es auch passieren, dass er eine Beziehung einfach aus heiterem Himmel abbricht, wenn es ihm zu „nah“ wird. Er schlittert oft in Beziehungen mit Verheirateten hinein. Solche Beziehungen geben ihm die nötige Distanz, um nicht zu viel von sich preiszugeben.

Weitere Besonderheiten des Natrium-Typs:

- Sehr ehrlich, möchte jedoch niemals einen anderen Menschen verletzen.
- Angst, dass man über ihn lachen könnte.
- Bereits als Kind sehr perfektionistisch und nie mit seinen Leistungen zufrieden, hat immer noch irgendwas an sich auszusetzen.
- Ist damit beschäftigt zu lernen, sich selbst zu helfen.
- Eher Einzelgänger, der nicht gerne Gesellschaft hat.

Dosierung

Einmalgabe von C 30 oder C 200.

INFO

Einmalgabe genügt in den meisten Fällen!

Staphysagria (Stephanskraut, Läusesamen)

„Verletzte Ehre – Empörung – geschluckter Ärger."

Substanz

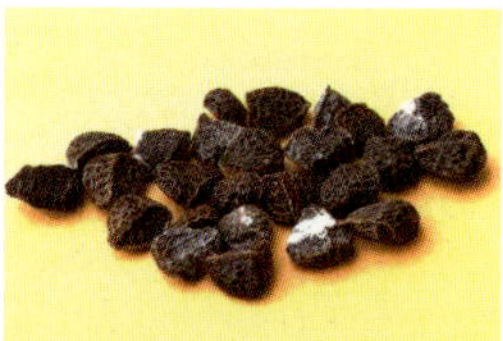

Samen von Staphysagria. (Foto: Gudjons)

Stammpflanze ist Delphinium staphysagria, ein Hahnenfußgewächs. In der Volksheilkunde wurden die Samenkörner gegen Läuse (Name!) und Zahnschmerz eingesetzt, sowie – in Salbenform – gegen Hautjucken und Räude.

Staphysagria ist das Mittel für den unterdrückten Menschen, der nicht den Mut hat, seine Meinung zu vertreten (bei Mobbing, s. Seite 88). Es hilft in allen Fällen, wo etwas „mit Gewalt in den Körper eindrang", beispielsweise bei Schnittwunden, nach einer Katheterisierung, aber auch nach einer Vergewaltigung. Im Speziellen hilft es bei Koliken, die nach Ärger und Zorn auftreten, und bei Hagel- und Gerstenkörnern sowie kleinen Zysten am Lidrand.

Beschreibung des Typs

Der Staphysagria-Typ ist sehr schüchtern, ohne unbedingt so zu wirken. Ihm fehlt die Anerkennung der eigenen Person, worunter sein Selbstwertgefühl sehr leidet. In seinem Innersten rumort der Ärger. Das Selbstwertgefühl kann aber auch übersteigert sein – und trotzdem verschwindet das Gefühl der verletzten Ehre nicht. Wird er ständig gehänselt oder erleidet er eine Abfuhr, beispielsweise durch das andere Geschlecht, kann er auch durchaus zu Gewalttaten fähig sein.

Er ist nicht in der Lage, psychische Belastungen, und wenn sie noch so gering sind, richtig aufzufangen und zu verarbeiten. Das geringste „falsche" Wort verletzt ihn sehr stark, die kleinste Bemerkung fasst er als Beschuldigung auf.

Der Staphysagria-Typ wird bei einer Auseinandersetzung schlecht mit Ärger fertig und schluckt ihn meist hinunter. Beleidigungen, Streitereien und Unterdrückungen werden hingenommen, ohne dass er sich dagegen wehrt. Die Bitterkeit bleibt aber quälend unter der Oberfläche bestehen. Er unterdrückt auch seine intimen Gefühle sehr stark, dadurch quälen ihn oft sexuelle Gedanken und treiben ihn zur Selbstbefriedigung, was Schuldgefühle noch weiter verstärkt.

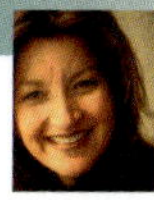

Auswahl charakteristischer Staphysagria-Symptome

Gemütssymptome

- Wirft Gegenstände nach Personen, die ihn beleidigen
- Unterdrückung der Gefühle
- Aggressionen sind nach außen nicht bemerkbar
- Fühlt sich nicht in der Lage, für die eigenen Rechte zu kämpfen – selbst wenn er im Recht ist
- Schüchtern, ohne normalerweise so zu wirken
- Kann nicht Nein sagen
- Will nicht zur Last fallen
- Fühlt sich ungerecht behandelt, hat Angst, dass er immer zu wenig bekommt
- Beeindruckbar, leicht bestimmbar, fremdbestimmt (hat immer einen Boss)
- Angst um andere
- Furcht vor Armut
- Angst um die Zukunft
- Furcht, seine Familie nicht durchbringen zu können
- Versucht der Familie zu entfliehen
- Hang zu amourösen Abenteuern, geht fremd, ständig verfolgt von sexuellen Gedanken
- Angst vor dem eigenen Zorn
- Angst, andere Menschen zu verletzen
- Angst, dass andere durch ihn/sie Schmerzen erleiden
- Kaut Nägel
- Depression mit Selbstmordgedanken
- Eifersucht, möchte andere mit Gewalt halten
- Furcht vor Gewitter
- Furcht vor Schlaganfall
- Furcht vor dem Tod
- Reuegefühle

Körperliche Symptome

- Kopfschmerzen, nach Kummer, Ärger, Entrüstung – als wäre das Gehirn aus Holz
- Kopfschmerzen in der Stirn
- Schuppen
- Haarausfall, bei leichtem Ziehen können ohne Schmerzen viele Haare ausgezogen werden
- Gerstenkorn, Hagelkorn, Zystchen am Lidrand, Entzündung der Lidränder
- Ekzem hinter den Ohren
- Niesen ohne Schnupfen
- Blass bei Zorn
- Zähne werden schnell schwarz, Karies
- Muss ständig Schlucken beim Reden
- Stimmverlust nach unterdrücktem Ärger.
- Verlangen: nach Süßigkeiten, Rauchen, trockenem Reis, kalter Milch – oder
- Abneigung gegen Milch
- Magenbeschwerden, Koliken und Durchfall nach Ärger, Kränkung, Zorn, Entrüstung
- Sexueller Frust durch enge Moralvorstellungen
- Neigung zur Masturbation, beispielsweise um einschlafen zu können
- Vermeidet sexuellen Kontakt in Beziehungen
- Tagsüber schläfrig, nachts schlaflos
- Träume: von Delphinen, von den Geschäften des Tages, erotische
- Zittern nach Kummer, Verlegenheit
- Inneres Zittern
- Knochenbeschwerden
- Knochenhautentzündung
- Schmerzen wie verprügelt

Er hat Angst vor der eigenen Courage: Wenn er aufbraust, dann macht er sich große Sorgen über die Folgen. Er ist eventuell ein weicher Mann, der eine eindrucksvolle Fassade von Ärger und Aufbrausen errichtet hat.

Der Staphysagria-Typ ist sehr gefühlsbetont, äußerst zart besaitet und sehr feinfühlig. Er kommt bei anderen im Allgemeinen gut an, ist um andere sehr besorgt und möchte auf keinen Fall jemandem zur Last fallen. Die eigenen Probleme werden nicht so schnell präsentiert.

Er liebt peinliche Ordnung, ist aber nicht in der Lage, sich damit zu behaupten und durchzusetzen.

Gut zu wissen

Staphysagria löst angestaute Wut

Werden Sie getadelt, schikaniert, zurückgewiesen, bestraft und können sich nicht wehren? Hat Ihr ganzer geschluckter Ärger vielleicht schon eine Kolik in Magen, Darm oder Gallenblase verursacht? Haben Sie das Gefühl, dass Ihr Partner über Sie bestimmt und Sie sich in jeglicher Hinsicht hingeben? Dann könnte Staphysagria einiges verändern.

Aber Vorsicht! Staphysagria kann heftige Wutausbrüche auslösen! Der angestaute Ärger kommt heraus, daher sollte man den Partner eventuell vorwarnen ...

Dosierung

Einmalgabe von C 30, C 200 oder C 1000.

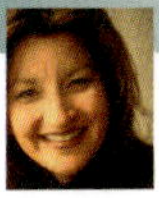

Phosphoricum acidum (Phosphorsäure)

„Mit den Nerven am Ende."

• Substanz

Phosphoricum acidum wird aus Apatit hergestellt und vorwiegend zur Herstellung von Phosphatdünger verwendet. Die Salze der Phosphorsäure nennt man Phosphate. In Lebensmitteln wird Phosphat als Konservierungsmittel E 338 eingesetzt. In 100 ml Cola sind im Durchschnitt 70 mg Phosphorsäure enthalten.

• Beschreibung des Typs

Fühlen Sie sich völlig apathisch, leer und ausgebrannt? Leiden Sie unter den Folgen einer Auseinandersetzung und unter enttäuschter Zuneigung? Sie sitzen und brüten, sind lustlos und haben eine Abneigung gegen Reden und Denken? Ihre Gefühle scheinen wie abgestorben zu sein? Sie möchten eigentlich nur noch in Ruhe gelassen werden. Alles, was Ihnen sonst Spaß gemacht hat, interessiert Sie im Moment nicht. Selbst ihr Gedächtnis scheint darunter zu leiden.

Eigentlich sind Sie ein ausgesprochen lieber Mensch mit einer sanften Gemütsart, leicht zu lenken und sehr anpassungsfähig. Sie sind die Frau, die von ihrem Mann verlassen wurde und ihn aber immer wieder bei sich aufnimmt. Oder ein Mann, der neben seiner Frau noch eine Freundin hat und einerseits die Frau nicht verletzen und andererseits die neue Freundin behalten möchte.

Eventuell haben Sie auf der Haut ein Gefühl, als ob Ameisen darüber laufen würden. In der Nacht und in den Morgenstunden schwitzen Sie reichlich.

Sie haben Verlangen nach Cola, saftigen und erfrischenden Dingen, beispielsweise Obst (Mandarinen), aber eine Abneigung gegen Brot.

INFO

Phosphoricum acidum ist ein wertvolles Nervenstärkungsmittel.

• Dosierung

Einmalgabe von C 30, C 200 oder C 1000; Q 12 Tropfen 1- bis 3-mal täglich.

Auswahl charakteristischer Phosphoricum-acidum-Symptome

Gemütssymptome

- Personen von milder Geisteshaltung
- Apathisch
- Geistige Erschöpfung
- Kapselt sich ab
- Grübelt und brütet
- Hass auf Personen, die ihn beleidigt haben
- Rachegedanken
- Heimweh
- Konzentration fällt schwer
- Beschwerden durch Kränkung und Demütigung, vor allem mit Schläfrigkeit
- Beschwerden durch unglückliche Liebe, unerwiderte Zuneigung, Verlust des Geliebten
- Stiller Kummer
- Abneigung gegen Musik
- Abneigung gegen Reden
- Tagträume
- Schwermut, Depression, Traurigkeit nach Kummer, mit Entkräftung
- Selbstmordgedanken, ohne Mut zur Ausführung
- Mangel an Selbstvertrauen
- Vergesslich für Worte beim Sprechen
- Beschwerden durch den Tod eines geliebten Menschen

Körperliche Symptome

- Große Schwäche, Übermüdung und Erschöpfung
- Kraftlosigkeit
- Schläfrigkeit
- starker Nachtschweiß, morgendlicher Schweiß
- Abmagerung
- Kopfschmerzen mit Druck auf den Scheitel, als läge dort ein Gewicht; nach innen drückend
- Kopfschmerz, als würden die Schläfen mit einer Zange zusammengedrückt
- Hacken im Kopf, wie mit einem Beil
- Hinterhauptskopfschmerzen, erstrecken sich bis zur Stirn
- Haarausfall nach Kummer, am ganzen Körper, sogar Scham- und Barthaare sowie Augenbrauen
- Grauwerden der Haare nach Kummer
- Haare flachsig, welk, sehr fettig, glanzlos, flaumig weich
- Blasses Gesicht mit Abmagerung
- Durchfall, der nicht schwächt, aber hartnäckig ist
- Unwillkürlicher Stuhlabgang bei Blähungen
- Knochenschmerzen, als ob daran mit einem Messer gekratzt wird
- Schwere Träume von Leichen, Särgen, Gräbern und erfolglosen Anstrengungen
- Bei Männern: Erotische Träume mit Erektion
- Ejakulation ohne Erektion

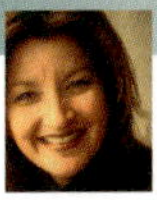

Pulsatilla pratensis (Wiesenkuhschelle, Küchenschelle)

„Himmelhoch jauchzend – zu Tode betrübt."

Substanz

Die 10–30 cm hohe Pflanze hat violette glockige Blüten. Im Namen Pulsatilla steckt das lateinische pulsare = schlagen, stoßen, läuten. Wegen der Form der Blüten findet man in der Signaturenlehre die Pflanze angezeigt für Menschen, die den Kopf hängen lassen.

Ca. 1153 Symptome sind aus Pulsatilla-Arzneimittelprüfungen bekannt. Pulsatilla wird eher als Frauenmittel gesehen, kommt aber auch für feminine Männer infrage. Im Vordergrund steht immer die Wechselhaftigkeit der Symptome oder der Stimmungen.

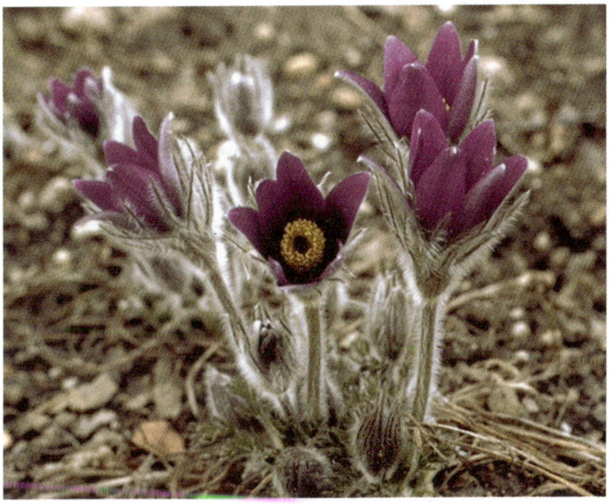

Pulsatilla pratensis

Beschreibung des Typs

Sie fühlen sich unselbständig und im Grunde weigern Sie sich, erwachsen zu werden. Sie wirken meistens unentschlossen und brauchen jemanden, der Ihnen sagt, was Sie tun sollen. Im Beruf sind Sie offen für die Bedürfnisse Ihrer Kollegen. Sie können jedoch auch sehr eifersüchtig und besitzergreifend sein und erwarten, dass andere selbstverständlich für Sie sorgen. Am liebsten wollen sie Kinder haben und einen Mann, der Ihnen die größtmögliche Sicherheit bietet. Bei Konflikten kritisieren Sie wenig, wirken tolerant und wissen Ihren Ärger gut wegzustecken. Sie vermeiden jeden Streit und sind nicht selbstgerecht. Lieber nehmen Sie sogar fremde Schuld auf sich, um eine harmonische Stimmung herzustellen. Die andere Seite ist eine schwankende Stimmungslage, in der die Tränen schnell fließen. Sie haben große Angst vor dem Alleinsein und vor dem Verlassenwerden, denn Sie brauchen andere Menschen, um sich anzulehnen. Sie können krank werden, um Mitgefühl und Zuwendung zu bekommen.

INFO

Schon Hippokrates wandte Pulsatilla an, um die Periode herbeizuführen und hysterische Angstzustände zu beeinflussen.

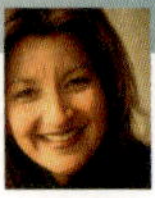

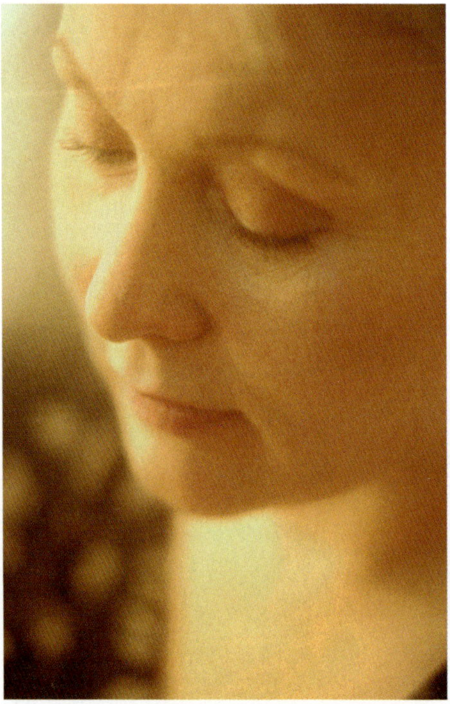

Pulsatilla ist ein sehr romantischer, weicher und fraulicher Typ.

Das Jammern um Mitgefühl kann sich bis zu Selbstmorddrohungen steigern. Sie sind sehr leicht beleidigt, weil Sie in allem eine Zurückweisung vermuten. Sie lieben es, getröstet zu werden und sind im Allgemeinen mitteilsam.

Der Pulsatilla-Typ findet sein Glück im Angepasstsein und im Bedienen von anderen – solch eine Frau ist nach der Trennung von ihrem Partner völlig aufgeschmissen, da sie nur durch ihn und für ihn gelebt hat. Allerdings kann der Schein der treuen Ehefrau durchaus trügen! Pulsatilla geht sehr gerne fremd!

Die Pulsatilla-Frau entspricht eher dem mollig-rosigen Typ und neigt zu Fettansatz. Sie ist romantisch und errötet leicht im Gesicht, am Hals oder auch am Dekolleté.

Der Pulsatilla-Typ kommt auch bei Männern vor: Eher langsame, ruhige Typen, die nicht gerade von schneller Entschlusskraft sind. Sie neigen ebenfalls zum Fettansatz, auch zum Weinen und sind eher weiblich, sanftmütig und ebenfalls sehr sensibel. Manchmal zeichnet ein Pferdeschwanz einen Pulsatilla-Mann aus.

Der Pulsatilla-Typ hat eine Abneigung bzw. Unverträglichkeit gegenüber Schweinefleisch, Butter, fetten und schweren Speisen, Obst, Knoblauch, Pilzen und Brot. Er kann aber auch im Gegenteil ein starkes Verlangen haben nach Brot und Butter sowie auch nach Kuchen, Süßigkeiten und alkoholischen Getränken. Auch Deftigem ist er zugeneigt, beispielsweise Geräuchertem, Hering, Käse und gekochten Eiern.

Dosierung

Einmalgabe C 30, C 200 oder C 1000; Q 12 Tropfen 1- bi 3-mal täglich. Während der Schwangerschaft werden in der Literatur nur ganz hohe Potenzen empfohlen: Einmalgabe C 10 000.

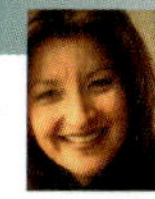

Auswahl charakteristischer Pulsatilla-pratensis-Symptome

Gemütssymptome

- Häufiger Wechsel und große Unbeständigkeit der Symptome
- Wechsel zwischen Lachen und Weinen, himmelhoch jauchzend – zu Tode betrübt
- Fühlt die eigenen Bedürfnisse nicht
- Lässt lieber andere die Verantwortung für etwas übernehmen
- Große Unentschlossenheit, lässt sich gerne von anderen überzeugen
- Fühlt sich zu „starken" Männern hingezogen
- Offen, kann gut über seine Gefühle reden
- Verlassenheitsgefühl, fühlt sich allein auf der Welt
- Fühlt sich immer vernachlässigt
- Fürchtet übersehen zu werden
- Versucht Mitleid zu erregen und einen Tröster zu finden
- Großes Anlehnungsbedürfnis
- Sinnlich; massiert gerne und wird gerne massiert
- Selbstmitleid
- Ehebrecherisch, geht fremd
- Eifersucht
- Angst, nach oben zu schauen (hohe Gebäude, Wolken, Kirchengewölbe), vor großer Höhe, eine Brücke zu überqueren, Platzangst
- Angst, verrückt zu werden
- Angst vor dem Alleinsein
- Angst, verlassen zu werden
- Angst vor großen Tieren, beispielsweise Kühen, aber auch vor Hunden, Insekten und Schlangen
- Angst vor der Meinung anderer
- Angst im Dunkeln
- Angst, wenn der Kopf beim Schwimmen oder unter der Dusche unter Wasser ist

Körperliche Symptome

- Verlangen nach frischer Luft, fühlt sich besser im Freien, schlechter durch Wärme
- Deutliche Beziehung zum Magen und Darmtrakt
- Magen- Darm-Beschwerden nach fettigen und schweren Gerichten, Eis und eiskalten Getränken
- Keine zwei Stühle sind gleich
- Kopfschmerz, oft nur einseitig
- Schläfenschmerz
- Errötet leicht, manchmal nur einseitig
- Schweiß im Gesicht, manchmal nur auf einer Hälfte
- Tiefgreifende Störungen der venösen Durchblutung, Krampfadern, arterielle Verschlusskrankheiten der Beine (Claudicatio intermittens)
- Bluthochdruck durch Aufregung
- Hitze der einen und Kälte der anderen Hand/des anderen Fußes
- Brennende Hitze der Fußsohlen, Kinder wollen sogar im Winter barfuß laufen
- Bläuliche Färbung von Händen, Unterarmen oder Unterschenkeln und Füßen
- Blasenentzündung durch nasse Füße und Unterkühlung
- Rheumatismus mit wandernden Schmerzen

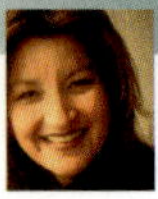

Stress, Reizbarkeit, Überforderung

Das Wort „Stress“ scheint in unserer Gesellschaft ein regelrechtes Modewort geworden zu sein. Kein Tag vergeht ohne Stress, jeder hat ihn, keiner kann anscheinend ohne ihn leben, sonst wäre er nicht da. Stress ist ein Wort, das für jeden eine andere Bedeutung hat. Was für den einen Stress ist, kann für den anderen eine Lieblingsbeschäftigung sein. So gehen Frauen normalerweise gerne einkaufen, während oft vor Umkleidekabinen Sofas oder Sessel stehen, in denen man die gestressten Ehemänner warten sieht, bis sich die Frau endlich entscheidet. So mag der eine stundenlang entspannt vor dem Fernseher sitzen, während dies für den anderen die Hölle wäre. Das rote Hemd des Chefs kann für die Sekretärin das sprichwörtliche „rote Tuch“ sein, während die Kollegin aus der Nachbarabteilung genau auf diese Farbe steht. Die Stimme der Sekretärin kann für den Chef „Arbeitserleichterung“ signalisieren, während sich dem Vertreter die Haare senkrecht in die Höhe stellen, wenn er die piepsige Stimme nur am Telefon hört. Der Rasenmäher in Nachbars Garten kann bei dem einem Zufriedenheit auslösen, weil er seinen eigenen Rasen gerade gemäht hat und beim anderen, der gerade schlafen wollte, das Blut höher wallen lassen.

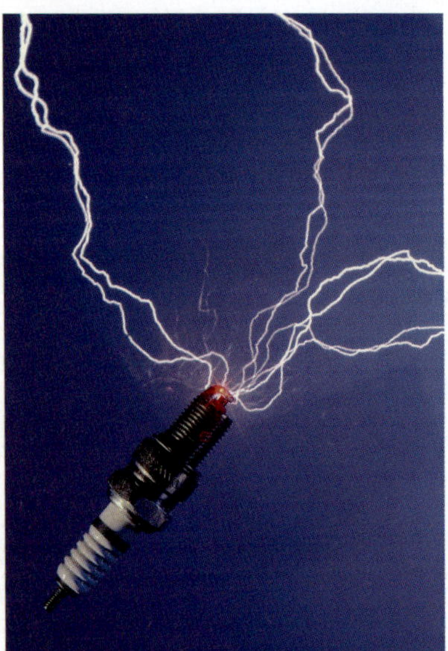

Es geht mir auf die Nerven ...

Was also ist Stress? Man stößt auf seltsame Wortschöpfungen wie Disstress und Eustress. Disstress soll ein unangenehmer Reiz und Eustress ein angenehmer Reiz sein. Es hat also etwas mit Reizen zu tun und gemeint sind hiermit die Nervenreize. Bekanntlich geht einem ja, wenn man gestresst und „genervt“ ist, „etwas auf die Nerven“, man „zeigt Nerven“ – im günstigsten Fall hat jemand, der die Ruhe selbst ist, „Nerven aus Stahl“ – oder noch besser gar keine ...

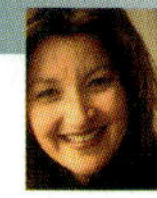

Den Zusammenhang zwischen Reiz und Nerven beobachtete erstmals der italienische Arzt und Naturforscher Luigi Galvani aus Bologna 1798: Tote Frösche, die er in der Nähe einer Elektrisiermaschine lagerte, begannen zu zucken, als er sie mit einem Messer berührte. 1936 kam der britische Zoologe J. Z. Young dem Mechanismus des Nervenimpulses auf die Spur, indem er beim Kalmar die elektrischen Vorgänge direkt an der Nervenzelle nachwies.

Schon ein paar Jahre zuvor, 1892, untersuchte Professor Dr. med. Gustav Jäger mit dem Hipp'schen Chronoskop – dem präzisesten Zeitmesser zu damaliger Zeit – die Auswirkung verschiedenster Stoffe und Materialien auf das Nervensystem, indem er die Geschwindigkeit, mit der ein Mensch auf Lichtsignale reagiert, registrierte. Er untersuchte nicht nur homöopathisch verdünnte Substanzen, sondern auch Nahrungsmittel sowie Kleidungsstoffe wie Pflanzenfasern, Wollfasern, Seide usw., um so festzustellen, ob der jeweilige Stoff eine lähmende oder eine belebende Wirkung auf die Nerven hatte.

INFO

Pflanzenfasern zeigten eine lähmende, Tierfasern eine belebende Wirkung – nach Professor Jäger speichern Wolle und Seide gute Gerüche, so dass der Mensch mit seinem „Heilduftstoff" umgeben ist.

Lust – das beste Mittel gegen Stress

Schon bald konnte Professor Jäger die Kurven in „Lustkurven" und „Unlustkurven" einteilen. Man könnte heute auch „Eustresskurven" und „Disstresskurven" dazu sagen. Die Eustresskurven zeichneten sich durch große Regelmäßigkeit, die Disstresskurven durch große Unregelmäßigkeit aus, womit wir wieder am Anfang des Buches angekommen wären, nämlich beim Rhythmus. Ein regelmäßiger Rhythmus – der ganz individuell ist – ist Eustress, ein unregelmäßiger Rhythmus ist Disstress.

INFO

Eustress macht gesund Disstress macht krank.

Manche Mütter höre ich über ihre Kinder jammern: „Er macht halt gar nichts, zu was er keine Lust hat, zu allem muss man ihn antreiben!" Dies ist ein Lebensprinzip. Kein Mensch macht Dinge gerne, zu denen er keine Lust hat. Aber was ist diese Lust nun? Der eine hat Lust einzukaufen, der andere nicht. Der eine hat Lust in Urlaub zu fahren, der andere nicht. Der eine mag gerne Fleisch, der andere nicht. Der eine sitzt gerne am Computer, der andere nicht. So ist der Mensch damit beschäftigt seinen Weg zwischen Lust und Unlust zu finden und gleichzeitig seine Mitmenschen zu tolerieren, die eine andere Vorstellung von Lust und Unlust haben, denn das ganze Leben scheint auf diesem Prinzip aufgebaut: Sympathie – Antipathie. An diese Regel halten sich selbst Bakterien. Auch sie lassen sich nur dort nieder, wo es ihnen gefällt, wo sie ihren Platz (Geruch) finden und keinen Stress haben. Der gute Platz (gute Position) und der schlechte Platz (Disposition), entscheidet über Gefühle der Unlust und Lust, über Disstress und Eustress, über Anziehung oder Abstoßung. Jede Bakterie verschwindet wieder, wenn sie ihren guten Platz nicht (mehr) findet.

Was Sie noch tun können

Allein durch unsere Fußsohlen geben wir in 24 Stunden rund 250 Kubikzentimeter Schweiß ab. Bei jedem Atemzug wird Feuchtigkeit frei, im Winter sehen wir den Atem als Nebelschwaden aus Mund und Nase ausströmen. Genauso, wenn auch unmerklicher, dunstet unsere Haut ständig aus, ja muss sie ausdunsten, wenn wir uns wohl fühlen wollen. Mit jedem Atemzug nehmen wir aber auch Luft auf, und zwar mit der Lunge und über die Poren. Gerade diese Luft, die wir zwangsläufig überall, wo wir sind, einatmen müssen, trägt wesentlich zu Stress oder Erholung bei. Am zuträglichsten ist bekanntlich die Luft in der freien Natur und eine Lufthülle, die den Körper ganz umgibt, damit der Austausch ungehindert ablaufen kann. Diese durchlässige Lufthülle wird nach Professor Jäger am besten durch Kleidung oder auch Betten aus Kamelwolle gewährleistet. Auch die Freikörperkultur sah er als sehr empfehlenswert an.

So stehen alle biologischen Systeme, auch der Mensch, im ständigen Austausch mit ihrer Umgebung, strahlen Energie ab und nehmen Energie auf – sie befinden sich in Schwingung. Wir alle kennen Aussagen wie „im Einklang mit etwas sein", „in Harmonie sein" – so lassen Sie mich Ihnen zum Schluss den Rat geben: Gehen Sie an einen Platz, an dem Sie sich wohl fühlen, um wieder in Ihre Mitte zu finden, wenn Sie Disstress hatten. Das ist das Beste, was Sie für Ihre Gesundheit tun können. Dieser Platz — der sieht für jeden von Ihnen anders aus. Dieser Platz entspricht ihrer eigenen gesunden Geschwindigkeit – ihrem gesunden, ganz individuellen, Rhythmus. Dieser Platz wird immer in der Natur zu finden sein. Erhalten wir sie!

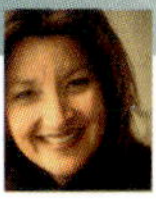

Sepia (Sepia officinalis, Tintenfisch)

„Unabhängigkeit und Pflichterfüllung“.

Substanz

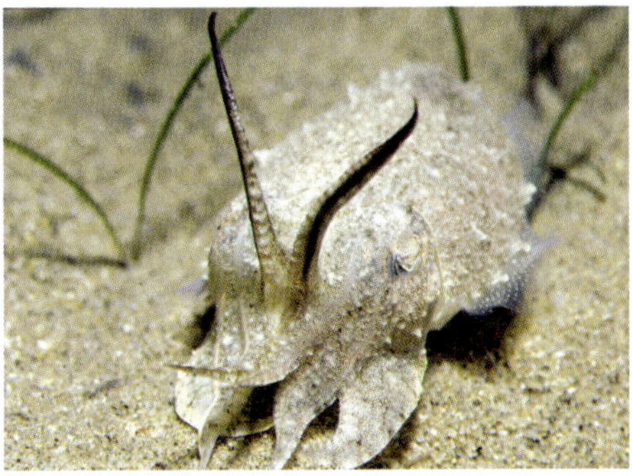

Sepia officinalis (Foto Patzner)

Der Tintenfisch gehört zusammen mit den Schnecken zum großen Stamm der Weichtiere (Mollusken), sie gehören zu den größten wirbellosen Tieren des Meeres. Sepien sind Einzelgänger und Lauerjäger: Da sie weder Gräten noch Knochen haben, können sie sich in die engsten Spalten zwängen, um ihrer Beute aufzulauern oder um Feinden zu entgehen.

Ihr Nervensystem ist sehr hoch entwickelt und sie gelten als sehr intelligent. Ihr Eingeweidesack ist am Rückenende mit einer Kalkschale verwachsen, dem so genannten Schulp. Diese Kalkplatte ist aus Vogelkäfigen bekannt, an der die Vögel sich ihren Schnabel wetzen. Man findet die Kalkplatten auch am Strand, ohne zu wissen, dass sie von verstorbenen Sepien stammen.

Bemerkenswert ist, dass Sepien drei Herzen haben und über blaues Blut verfügen. Ebenso außergewöhnlich ist, dass Sepien in ihrer Haut kleine Pigmentsäcke (Chromatophoren) besitzen, die durch feine Muskelfasern über das Gehirn gesteuert werden. Durch diese können die Tiere in Sekundenschnelle, je nach Bedarf, ihre Farbe wechseln. Manche Arten machen das sogar um die tausendmal in der Stunde. (Sepia-Frauen sind bekannt dafür, dass sie sich mehrmals umziehen können, bis sie die passende Kleidung für ihre momentane Stimmung gefunden haben.)

Sepien können aber auch durch das Ausfahren von Hautzotten ihren Umriss ändern. (Auch Sepia kleidet sich zuweilen in sackartige Gewänder, wodurch die Körperumrisse nicht zu sehen sind.) Zur weiteren Tarnung dient die Tinte, welche bei einem Angriff ausgestoßen wird. Die Tintenwolke verdeckt die Gestalt des Tintenfisches, der sich indessen rückwärts aus dem Staub macht. Außerdem behindert die Tinte die Geruchsorgane des Angreifers, so dass er dadurch orientierungslos wird.

INFO

Der Stoff Sepia enthält hauptsächlich Calcium carbonicum, Magnesium carbonicum, Natrium sulfuricum, Kochsalz und den Farbstoff Melanin.

Die Tinte wurde früher in verdünnter Form als braune Farbe beim Malen verwendet. So fand das Mittel auch den Weg in den homöopathischen Arzneimittelschatz. Hahnemann beobachtete einen Maler, der immer wieder seinen Pinsel ableckte. Der Maler hatte Depressionen, welche offensichtlich durch die Sepiatinte verursacht wurde.

Beschreibung des Typs

Sepia wird in der Homöopathie meist Frauen verordnet. Bei einer Sepia-Frau hat man es eher mit einem männlichen Typ zu tun hat, da die männlichen Hormone gegenüber den weiblichen überwiegen. Sepia wirkt speziell auf die weiblichen Geschlechtsfunktionen und ist bei gynäkologischen Leiden wohl das am meisten gebrauchte Homöopathikum.

Jedes Mittel kommt prinzipiell gleichermaßen für Frauen und für Männer in Frage. In der folgenden Darstellung soll aber nur der weibliche Typ zur Sprache kommen.

Die Sepia-Frau hat viele Gesichter und so viele Farben wie die Sepie im Meer – sie ist ein Chamäleon. Selbst an ein und demselben Tag kann sie ein völlig anderes Bild abgeben, was sie schon allein durch ihre unterschiedlichsten Kleidungsstile hinbekommt. So kann Sepia in bunter, aber auch in schwarzer oder brauner Kleidung erscheinen, im maßgeschneiderten Herrenanzug, im schicken Kostüm, dann aber wieder in Jeans und Karohemd oder auch in einem sackartigen Gewand aus reinem Hanf – je nach momentaner Stimmung.

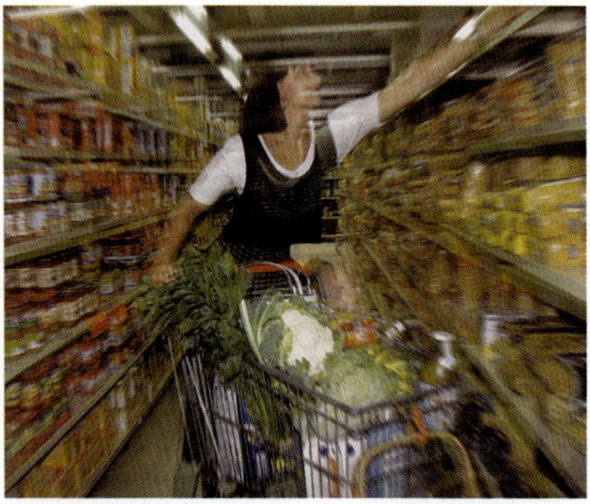

Die Sepia-Frau fühlt sich den täglichen Anforderungen nicht mehr gewachsen.

Die Sepia-Frau ist den täglichen Anforderungen nicht mehr gewachsen. Sie reagiert gereizt, alles scheint ihr Nervenkostüm zu überfordern, alles ist ihr zu viel: Die Kinder. Der Haushalt. Der Mann. Sie erscheint launisch und höchst empfindlich. Sie hat keine Lust mehr auf die alltägliche Arbeit im Haushalt und den Wunsch, mal wieder etwas für sich alleine zu tun. Es ist das Bild der „reizbaren Depression". Dabei mag dahingestellt bleiben, ob die alltägliche Überforderung oder die hormonelle Unausgeglichenheit für dieses Verhalten verantwortlich gemacht werden kann.

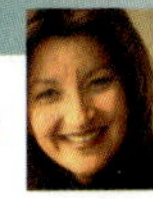

Auswahl charakteristischer Sepia-Symptome

Gemütssymptome

- Einerseits große Aggressionen – anderseits geduldig, liebevoll, verzeihend
- Im Widerstreit mit sich selbst
- Hysterie, Weinkrämpfe
- Abneigung gegen den Ehemann, gegen die Kinder und allgemein gegen Männer
- Stets schlechte Laune, ärgert sich über jede Kleinigkeit
- Schreien
- Schlägt Kinder oder Partner aus Reizbarkeit
- Entflieht der Familie und den Kindern
- Selbstsucht, Egoismus
- Gefühlsstörungen, Mangel an Gefühl, Gleichgültigkeit gegen die Kinder, gegen geliebte Personen, gegen das andere Geschlecht
- Boshaft, gehässig, beißender Spott
- Empfindlich gegen Kritik, leicht beleidigt
- Cholerisch
- Ehrlich, heuchelt selten
- Einzelgänger
- Unternimmt Dinge gegen seine Absicht
- Intellektuell
- Abneigung gegen Arbeit, im Haus und im Beruf
- Geistige Arbeit fällt schwer, Verwirrung, unfähig, Gedanken zu sammeln, Gedankenflut
- Fanatischer Gerechtigkeitssinn
- Abneigung gegen Gesellschaft und davor, auszugehen; zurückhaltend, reserviert
- Konfliktscheu, geht Streit aus dem Weg
- Gefühl der Leere, Schwermut, Depression, Traurigkeit – im Klimakterium, nach der Schwangerschaft
- Pflichtbewusstsein, eiserne Disziplin, Zuverlässigkeit
- Ständiges Schuldgefühl, nicht genug getan zu haben, nicht gut genug zu sein

Körperliche Symptome

- Schwindel
- Kopfschmerzen, Migräne
- Haarausfall, vor allem nach Entbindung
- Haare ergrauen frühzeitig
- Hautausschläge am Kopf, nässend
- Schwimmende schwarze Flecken vor den Augen (Mouches volantes), Flimmern vor den Augen
- Ohrgeräusche: Sausen, Singen, Klingeln, Knistern, Gluckern, pulsartig
- Geruchs- und Geschmacksverlust
- Pigmentstörungen, gelber Sattel auf der Nase, Sommersprossen
- Dunkle Augenringe
- Starke Trockenheit der Zunge
- Verlangen: alkoholische Getränke, Essig, Fleisch, Knuspriges (Popcorn, Cornflakes), Kaugummi
- Abneigung gegen fettes Fleisch
- Reisekrankheit, Erbrechen, Schwangerschaftsübelkeit
- Unwillkürlicher Harnabgang beim Husten, Lachen, Niesen
- Senkung der Gebärmutter
- Schmerzen beim Koitus (Trockenheit)
- PMS, mit Müdigkeit und Reizbarkeit
- Periode schwach, nur einen Tag, oder über 5 Tage
- Scheidenpilze
- Rissige Hände im Winter
- Eiskalte Füße
- Mangel an Körperwärme
- Besserung der Symptome durch körperliche Anstrengung, wie z. B. Joggen, Tanzen (Sepia tanzt sehr gerne!)
- Gefühl von Leere, Schwere, Trockenheit, einer inneren Kugel, Klopfen, Pochen, Pulsieren in Inneren Organen

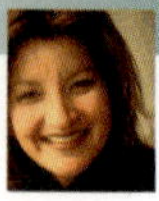

Sie vermisst ihren Beruf, in dem sie die Bestätigung fand, die sie im Haushalt nicht bekommt. Man findet die Sepia-Frau oft in männlichen Berufen, aber durchaus auch in helfenden, z.B. als Krankenschwester oder Ärztin. Im Beruf, aber auch in der Politik kann sie unglaublich engagiert sein.

Es wird oft beschrieben, dass Sepia die familiäre Nähe nicht mag. Ich kann das aus meiner Praxis nicht ausschließlich bestätigen. Ich habe Sepia als sehr freiheitsliebend erlebt, aber trotzdem nicht ohne den Wunsch nach Nähe. Sie braucht lediglich genügend Rückzugsmöglichkeiten, beispielsweise ein eigenes Zimmer, einen Abend mit einer Freundin oder sonst eine Tätigkeit, die sie für sich alleine machen kann. Ich sehe eher einen Konflikt zwischen ihrem vorhandenen Pflichtgefühl und dem täglichen Einerlei des Haushaltes, das ihre Intelligenz und ihr Können unterfordert, sodass sie sich nicht genügend bestätigt fühlt. Kommt dann noch ein Mann hinzu, der sie nicht genügend würdigt und ihre Arbeit nicht genügend schätzt, wird Sepia unzufrieden und kehrt ihm den Rücken. Nun fühlt sich der Mann auch nicht mehr bestätigt, meistens ohne den Grund zu verstehen, und ein Teufelskreis kommt in Gang. Der Mann kommt immer später nach Hause, weil er keine Lust hat auf eine nörgelnde, gereizte Frau, die ihm sowieso nur noch Vorwürfe macht, und sie beklagt sich immer mehr, dass ihr Haushalt und Kinder zu viel werden. Sie fühlt sich immer mehr als Sklavin, die sich um alles kümmern muss – und so stirbt die Liebe. Ich habe oft von Sepia-Frauen den Wunsch gehört, nur endlich mal alleine in den Urlaub fahren zu können – ohne Kinder und ohne Mann – um endlich ihre Ruhe zu haben.

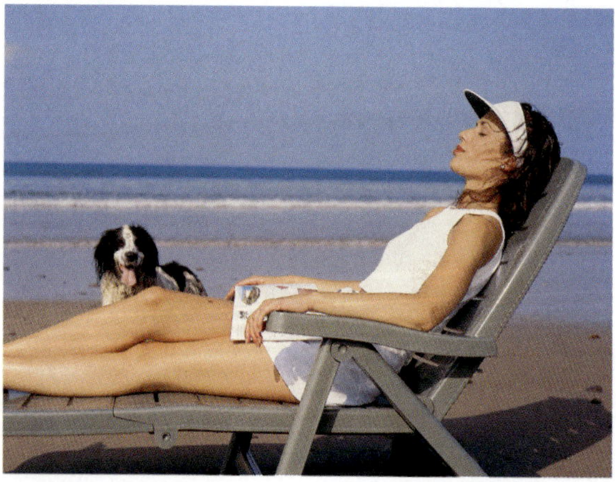

Ein Traum – endlich mal Ruhe haben ...

Sepia-Frauen sind nicht nur die aufopfernden Mütter, sondern auch oft Mütter, die ihre Kinder lieber einem Babysitter in die Hand drücken, als sich selbst darum zu kümmern. Ich spreche hier nicht von den Frauen, die arbeiten müssen, um ihren Lebensunterhalt zu

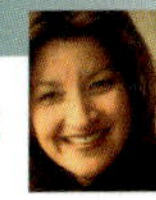

verdienen, sondern von der Frau, die zu Hause wahnsinnig werden würde, wenn sie ausschließlich bügeln müsste. Ganz nebenbei: Man wendet bei Tieren, die ihre Nachkommenschaft ablehnen, häufig Sepia an ...

So schränkt auch ein erwünschtes Kind eine Sepia-Frau unter Umständen viel zu sehr ein. Ihre Reizbarkeit entsteht daraus, dass sie sehr wohl sieht, was sie sich da eingebrockt hat, aber es nun mal nicht mehr rückgängig zu machen ist – und dazu steht Sepia auch. Aber eben gereizt. Viele reizbare Frauen, die gleichzeitig depressiv sind und sich völlig überfordert fühlen, brauchen Sepia.

Sepia hat einen sehr großen Gerechtigkeitssinn. Wird dieser verletzt, kann es zu heftigen Wutausbrüchen kommen.

Oft nehmen Sepia-Frauen schon lange die Pille und haben damit ihren natürlichen Zyklus unterdrückt und sind auf „dauerschwanger" eingestellt. Die Natur hätte sich etwas Schlechtes einfallen lassen, wenn eine Frau, die schwanger ist, für „Männchen" interessant wäre. Die Pille und alles, was mit Hormonen zu tun hat, bedeutet einen unnatürlichen Eingriff in den normalen Ablauf des Körpers. Viele dieser Patientinnen klagen über Migräne, Pilzinfektionen, mangelnde Lust auf Sex und sonstige Beschwerden. Ich kann aus meiner Praxis bestätigen, dass es nach Absetzen der Pille und nach Gabe von Sepia wieder zu normalen Gefühlen kommt.

Bei PMS (Prämenstruelles Syndrom, „die Tage vor den Tagen"), ist Sepia gereizt, streitsüchtig und ausgesprochen bissig.

Sepia ist ein wichtiges Mittel für die Zeit des Klimakteriums, wo die Hormone verrückt spielen: Die Patientin hat Hitzewallungen mit Schweißausbrüchen, sie trocknet buchstäblich aus, vermännlicht, beispielsweise wachsen borstige Haare an der Oberlippe. Sepia kommt auch in Frage bei Frauen, die nach einer Abtreibung unter starken Schuldgefühlen leiden; ebenso bei Frauen mit Gebärmuttersenkungen, die das Gefühl haben, dass ihre Gebärmutter unten heraus fällt.

INFO

Sepia hat große Angst vor dem Altwerden.

Dosierung

Einmalgabe 3 Globuli C 30, C 200 oder C 1000.

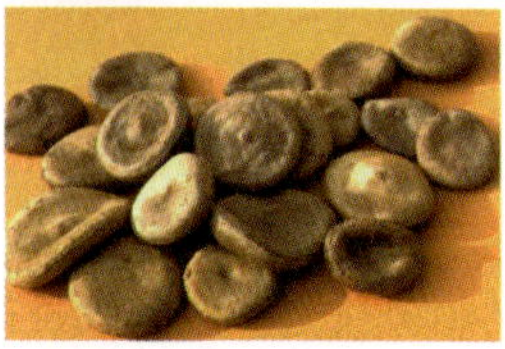

Brechnusssamen (Foto Gudjons)

Nux vomica (Brechnusssamen)

„Vorsicht – Hochspannung!"

• Substanz

Der 10 bis 13 Meter hohe Brechnussbaum wächst im tropischen Südostasien, aber auch in Westafrika. In der Homöopathie werden die getrockneten Samen verwendet. Die Artbezeichnung „Nux vomica" stammt aus dem Lateinischen: „Nux = Nuss" und „vomere = brechen".

Die Pflanze enthält Strychnin. Strychnin gehört zu den Alkaloiden, einer Stoffgruppe, die besonders stark auf das Nervensystem wirkt und in vielen Rauschmitteln enthalten ist, beispielsweise in Morphium, Mescalin, Heroin, Kokain, Nikotin und Koffein, was – pharmakologisch betrachtet – die deutliche Verwandtschaft der Brechnuss zu den Rauschmitteln unserer Gegenwart zeigt.

Strychnin wirkt auf das zentrale Nervensystem, vor allem auf das Rückenmark, und blockiert dort krampfhemmende Mechanismen. Nach dem Gesetz der gegensätzlichen Stoffwirkung (s. Seite 23) zeigt das verdünnte Mittel genau die entgegengesetzte Wirkung, nämlich Entkrampfung.

INFO

Bei Beschwerden durch Rauschmittel kann Nux vomica äußerst hilfreich sein: Bei einem Kater 3 Kügelchen C30 oder auch C 200.

• Beschreibung des Typs

„Völlig gestresst rast der Nux-vomica-Autofahrer mit seinem dicken Auto auf der Autobahn auf der linken Seite, den Blinker auf Dauerbetrieb gestellt – am liebsten würde er noch eine linke Spur aufmachen, oder den Vordermann rücksichtslos von der Straße schieben. Nux vomica kann alles gebrauchen, nur keine Hindernisse, welche ihm den Weg versperren. Genervt blickt er auf seine Uhr. Um sich zu beruhigen zieht er eine Zigarette aus der Schachtel, steckt sie in den Mund und zündet sie hektisch an. Das Feuerzeug pfeffert er auf den Boden, obwohl dies keine Schuld an dem langsamen Autofahrer vor ihm hat. Er hat keine Zeit – sein kurzes ‚Intermezzo' fliegt sonst auf, wenn er nicht rechtzeitig wieder da ist, wo er hingehört: ins Büro. Schnell! Wo ist das Jackett? Ach, Du meine Güte! Völlig zerknittert. Wenn das nicht auffällt. Hastig packt er seine Aktentasche, da klingelt auch schon das Handy. ‚Ja, ich bin sofort da.' Gerade noch rechtzeitig, bevor die Besprechung beginnt. Zwei Stufen auf einmal nehmend, hastet er die Treppen hinauf. Noch schnell einen Kaffee und danach eine Aspirin eingeworfen, denn die Kopfschmerzen zermartern sein Gehirn. Kaum ist die Besprechung vorbei, rast er zum nächsten Termin in die Stadt, zum Bankdirektor, um noch einen günstigen Zins auszuhandeln. Die Firma läuft auf Hochtouren und er ist stolz, so viele Eisen im Feuer zu haben. Das Handy klingelt – es ist seine Sekretärin – die ihm ausrichtet, dass der Termin leider abgesagt wurde, weil beim Bankdirektor etwas Unvorhergesehenes dazwischen gekommen ist. Er rastet aus, schlägt auf sein Lenkrad, schmeißt das Handy in die Ecke und wird rot im Gesicht. Mit quietschenden Reifen macht er kehrt und fährt zurück ins Büro. Da braucht er zunächst einen Whisky! Das Telefon klingelt, diesmal ist es seine Frau. Oh je ...! Sie wünscht sich einen netten Abend! Ein Blick auf die Uhr – Mist, keine Kopfschmerztabletten mehr und die Apotheke macht gleich zu. Wenn da nicht heute Mittag die kleine Blonde gewesen wäre ‚Du Schatz, heute Abend wird es spät, Du weißt doch, das Geschäftsessen, ja ... morgen Abend – versprochen!' Jetzt braucht er erstmal eine Zigarette. Puuh! Gerade noch mal gut gegangen. Er glaubt, dass seine Frau keinen Verdacht geschöpft hat. Er setzt sich an den Computer, trinkt erstmal einen Kaffee und raucht dazu noch eine Zigarette, um gleich darauf im Fitnessstudio anzurufen."

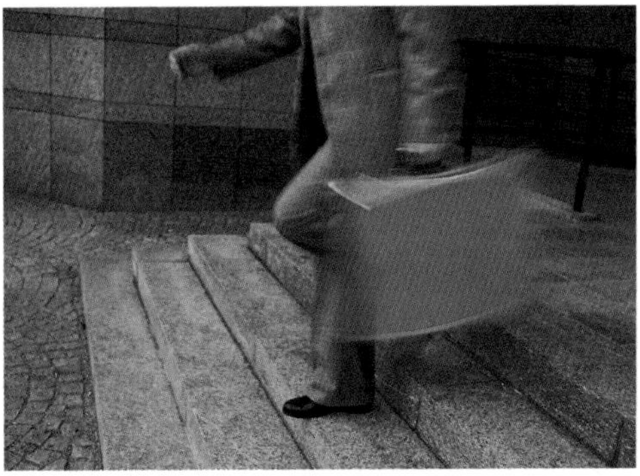

Immer auf dem Sprung und alles im Griff...

Das Persönlichkeitsportrait ist vielgestaltig, vielschichtig und faszinierend. Es reicht vom ehrgeizigen, intelligenten, übermäßig strapazierten Manager über den wählerischen, anspruchsvollen Snob bis hin zum völlig erschöpften, niedergeschlagenen Typ. Man findet ihn in sämtlichen Gesellschaftsschichten. Eher kräftig und muskulös ist er gerne „Chef", denn er lässt sich von anderen nicht so gerne sagen, was er tun und lassen soll. Für dieses Ziel setzt er auch seine ganze Energie ein. Dabei vergisst er manchmal seine Gesundheit und nimmt keine Rücksicht auf seine zur Verfügung stehende Kraft.

Auswahl charakteristischer Nux-vomica-Symptome

Gemütssymptome

- Reizbarkeit, Streitsucht
- Sorgfältige, eifrige, feurige Personen
- Eigenwillige, fanatische Personen, die leicht wütend und erregt oder boshaft und aggressiv werden.
- Energische, kräftige, hartnäckige Personen, die keinen Alkohol trinken, mit gespannter Faser und hitzigem, jähzornigen Temperament
- Sucht nach Wein, Kaffee, Pfeffer und Gewürzen, bei sitzender Lebensweise und starken geistigen Anstrengungen
- Gefühl, als ob er platzen müsse
- Vorwürfe, Beleidigungen
- Ehrgeizig
- Pflichtbewusst
- Konkurrenzdenken
- Schwierigkeiten, eigene Grenzen zu akzeptieren und sich in das Unvermeidliche zu fügen
- Spricht sofort über seine Arbeit
- Wird ungehalten, wenn nicht alles nach seinen Vorstellungen gemacht wird, tadelt andere
- Hindernisse machen ihn rasend
- Amouröse Neigungen (Playboy)
- Angst beim Autofahren, schlechter Beifahrer
- Angst um die eigene Gesundheit
- Angst vor dem Heiraten
- Ausschweifungen
- Betrügerisch, boshaft, rachsüchtig, tückisch
- Überempfindlich, erregbar
- Furcht vor der Meinung anderer
- Geiz gegenüber der Familie, großzügig gegenüber Fremden
- Impulsivität, Jähzorn
- Herausfordernd, kokett, gefallsüchtig
- Abneigung gegen Lesen

Körperliche Symptome

- Bei Kopfschmerzen Gefühl, als wäre der Kopf größer als der Körper
- Katerkopfschmerz, Kopfschmerzen durch Genussmittel
- Augen, Gefühl von Vergrößerung
- Viel Niesen, heftiges Niesen nach Frösteln, Schnupfen
- Rotes Gesicht, der Patient hat das Gefühl, als sitze er vor einem heißen Feuer
- Kinnbackenkrampf, Kiefersperre
- Bitterer oder saurer Geschmack im Mund
- Zahnschmerzen, wühlendes Bohren
- Verlangen: nach Stimulanzien, alkoholischen Getränken, Fleisch (*muss* Fleisch haben), Süßigkeiten, Zucker, Rauchen (zündet eine Zigarette nach der anderen an)
- Magenvölle schon nach den ersten Bissen (Nux vomica beseitigt oft Appetitlosigkeit und Schmerzen)
- Leberbeschwerden, Leberschwellung durch Alkoholexzesse
- Sexuelle Exzesse
- Herzklopfen durch Ärger, Angina pectoris, Herzschmerzen
- Kreuzschmerzen, akuter Hexenschuss nach Erkältung, Luftzug, Verheben
- Empfindlichkeit der Haut des ganzen Körpers, als wäre sie wund
- Schlaflosigkeit durch Aufregung, zu viel Wein, zu viel Kaffee, zu viel Tabak, durch geistige Anstrengung
- Gliederzucken

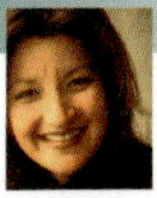

Er kann seine eigene Fähigkeitsgrenze nur schwer akzeptieren und gerät in die Gefahr, abhängig von Kaffee, Zigaretten, Alkohol, Medikamenten oder Drogen zu werden. Auch auf dem Gebiet des Sex ist er kein Kostverächter und will auch hier Höchstleistungen vollbringen. Sein sehr stark ausgeprägtes Triebleben verleitet ihn dazu, die Grenzen zu überschreiten und allen weiblichen Wesen nachzujagen, „die schneller sind als Weinbergschnecken", wie es ein Nux-Patient einmal auszudrücken pflegte. Er hat zwar eine große Arbeitsmoral, ist aber sonst kein Moralist.

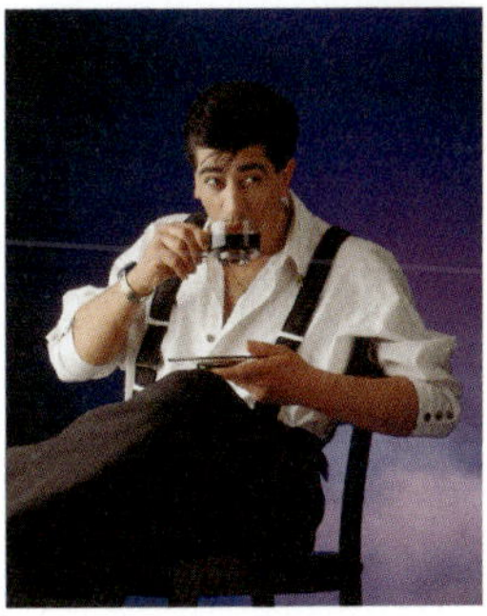

Exzessiver Konsum von Kaffee und anderen Genussgiften schädigt auf Dauer Magen und Nerven.

Auch mit Essen kann er sich überladen. Er isst gerne Ausgefallenes und es soll scharf und deftig sein. Für brennende Gewürze hat er eine Vorliebe. Da jede Überbeanspruchung des Organismus früher oder später zur Erschöpfung führt, wird er mit der Zeit arbeitsunfähig und sogar impotent. Der Magen-Darm-Trakt und das Nervensystem werden angegriffen, seine Sinnesorgane überempfindlich, wegen Kleinigkeiten reagiert er cholerisch, er schimpft, ist streitsüchtig, zerstört Gegenstände und ihn stört buchstäblich die berühmte „Fliege an der Wand". Seine ganze Familie ist mittlerweile schon sehr verschüchtert und lebt in der Angst vor der nächsten „Fliege". Nux vomica-Persönlichkeiten können richtige Nörgler sein, die ständig unzufrieden sind und kritisieren müssen. In ihrer Boshaftigkeit sind sie manchmal grausam und tendieren zur Gewalt. Nux-vomica-Kinder können ebenfalls sehr streitsüchtig sein.

Nux vomica zeigt normalerweise keine Reue und entschuldigt sich auch für nichts. Im Hinblick auf ihre eigene Persönlichkeit sind sie aber sehr empfindlich, manchmal sogar hypochondrisch und denken beim geringsten Schmerz an ernste Krankheiten.

Nux-vomica-Menschen verkörpern das moderne Großstadtleben, die ständige Überreizung, die Hektik und das Jagen. Auf der Straße will er schneller sein als der andere. Sein Blick für eine umfassende Harmonie und für übergeordnete Strukturen geht verloren.

INFO

Nux vomica – das Hauptmittel gegen Hektik und Stress.

Dosierung

Einmalgabe 3 Kügelchen C 30, C 200 oder C 1000. Bei Magenbeschwerden und ungesunder Lebensweise C 30 einmal täglich 3 Tropfen, Q 12 bis zu dreimal täglich 3 Tropfen.

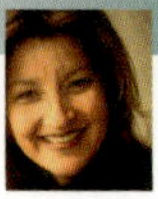

Zorn, Aggression und Gewalt

Aggression und Gewalt sind in unserer Gesellschaft heiß diskutierte Themen, fast in jeder Zeitschrift liest man, dass Aggressionen und Gewalt, vor allem in Schulen, zunehmen. Ob Eltern, Lehrer oder Kindergärtnerinnen – alle beobachten dasselbe. Grund genug, sich etwas intensiver mit diesem Thema zu beschäftigen.

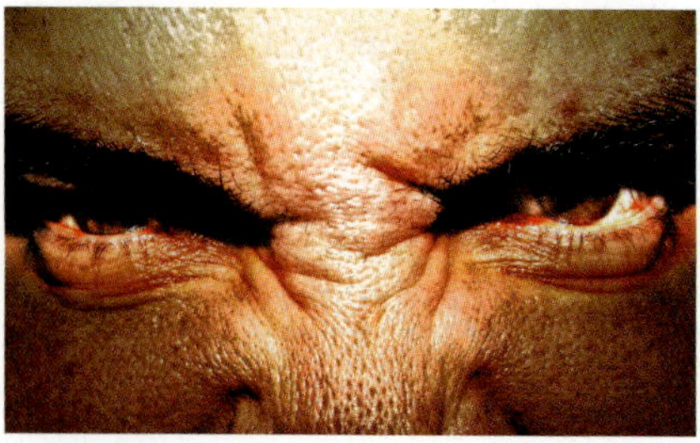

Lange Zeit dachte man, dass gewalttätige Personen ein niedriges Selbstwertgefühl haben. Studien haben allerdings das Gegenteil belegt. Gewalttätigkeit findet sich vor allem bei Menschen mit übersteigertem Selbstbewusstsein, welches grundlos besteht. Ebenso findet sich Gewalttätigkeit bei Menschen mit narzisstischen Veranlagungen. (Narzisst = eitler Mensch, der sich selbst bewundert.) Studien ergaben, dass die geringste Gewaltbereitschaft bei Personen zu finden war, die ein hohes und *stabiles* Selbstbild von sich hatten. Die höchste Gewaltbereitschaft fand sich bei Personen mit einem hohen, aber *instabilen* Selbstbild. Tatsache ist, dass bei den meisten Gewaltverbrechen Alkohol eine große Rolle spielt, da er die Hemmschwelle senkt.

INFO

Dem selbstüberheblichen, aber gleichzeitig schüchternen Typ entspricht in der Homöopathie Staphysagria (s. Seite 56).

Zorn, Freude, Aufgeregtheit, aber auch Glück oder Traurigkeit: Alle diese Gefühle führen – wie wir aus dem Tierreich wissen – zu ganz bestimmten Duftausscheidungen, die sich auch den Artgenossen mitteilen. Das Nerveneiweiß, insbesondere das des Gehirns, ist unter allen Sorten von Organeiweiß das zersetzungsfähigste, und die dabei entweichenden Duftstoffe wirken sowohl auf ihren Erzeuger als auch in dem, der sie einatmet, aufs Intensivste.

Diese Duftstoffe werden vor allem durch zwei Vorgänge freigesetzt:

- Freude und andere „positive" Gefühle setzen einen beschleunigenden „Luststoff" frei,
- Angst, Wut, Aufregung und andere „negative" Gefühle einen hemmenden „Unluststoff".

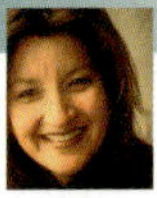

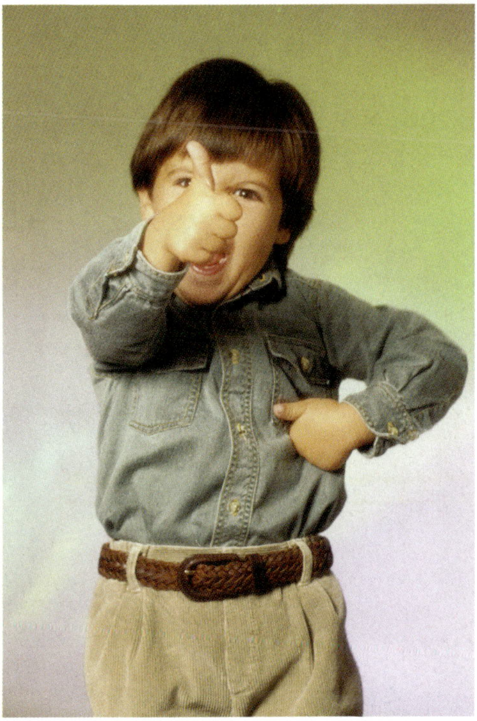

Wenn Ihr Kind in der Lage ist, seinen Zorn auf diese Weise auszudrücken, ist alles noch im „grünen Bereich".

Ob das Gehirn nun den einen oder den anderen Duftstoff freisetzt, ist wie überall eine Frage der Reizgröße, und die Reizschwelle ist bei jedem Menschen eine andere. Wenn sich ein Mensch über etwas aufregt, heißt das noch lange nicht, dass sich darüber jeder aufregt. Sobald ein von außen kommender Sinnesreiz diese individuelle Schwelle überschreitet (Affektschwellenwert), findet eine nachweisbare Freisetzung von Duftstoffen statt. Ist der Reiz niedrig, wird ein „Lustaffekt" ausgelöst. Man kann also die erste Affektschwelle eine „Lustschwelle" nennen. Bei noch weiterer Zunahme der Reizstärke folgt die Freisetzung von hemmenden „Unluststoffen". Dem folgt der Zorn.

Zorn ist ein gemischter Affekt, bei dem ein beschleunigender Luststoff und ein hemmender Unluststoff zugleich tätig sind. Gerade in den Symptomen des Zorns kommt dieses Ringen deutlich zum Ausdruck: Wechsel der Gesichtsfarbe von rot und blass, unregelmäßiger, heftiger Atem (wutschnaubend...), unregelmäßiger Puls, Unsicherheit der Bewegungen. Je stärker der auslösende Reiz war, umso mehr wird der hemmende Angststoff überwiegen und umso deutlicher kommt es zu Hemmungserscheinungen. Jeder kennt den Ausdruck „an seinem Zorn ersticken" am Beispiel des zornigen, tobenden Kindes, das sich mit hochrotem Kopf auf dem Boden wälzt und zu ersticken droht. Mit der Hemmung der Atmung tritt nicht bloß eine reale Erstickungsgefahr ein, sondern die Ausatmung der Affektstoffe wird behindert, und so dauert der innere Kampf der gegensätzlich wirkenden Duftstoffe und der von ihnen erregten gegensätzlich wirkenden Zentren fort. Dieser gefährlichen Auswirkung der Atmungshemmung beim Zorn tritt zum Glück die vorzügliche Wirkung verstärkter Atemtätigkeit entgegen, weil hierbei die Duftstoffe abgeatmet werden – deshalb schreien zornige Leute. Auch wenn es gelingt, den Zornigen zum Lachen zu bringen, ist sein Zorn meist sofort gebrochen.

Gewalt in den Medien

Ich frage mich schon immer, für was die ganzen Gewalt verherrlichenden Filme eigentlich gut sein sollen und weshalb man sie überhaupt produziert. Es sind angeblich erwachsene Menschen, die in solchen Filmen mitspielen. Meiner Ansicht nach handeln sie verantwortungslos. Ich habe in meiner Praxis viele schlechte Erfahrungen gesammelt mit Kindern, die auf schlimme Filme z. B. mit Schlafstörungen reagiert haben. Auch die schnellen Bildwechsel bei „harmlosen" Zeichentrickfilmen sowie bei Computerspielen stellen für das Gehirn besonders starke Reize dar, welche keinesfalls verharmlost werden dürfen. Leider gibt es viele Eltern, die das Fernsehen als „Babysitter" einsetzen, um selbst ihre Ruhe zu haben, und so das tägliche Fernsehpensum weit überschritten wird! Durch die Schule werden die Kinder schon recht früh zum Stillsitzen erzogen und bewegen sich viel zu wenig. Die schlechte Luft in den Klassenzimmern tut ein Übriges dazu, um die „Unluststoffe" im Körper anzuhäufen und die Aggressionsbereitschaft zu fördern. Es sollte meines Erachtens viel mehr Sport in den Schulen geben und mehr frische Luft in Klassenzimmern. Falsche Ernährung und das Konsumieren von Alkohol, Drogen und Modegetränken (beispielsweise Wodka mit Cola, Redbull) produzieren ebenfalls eine ganze Latte von „Unluststoffen" im Körper. Um die Anhäufung dieser „Unlust fördernden" Substanzen zu vermeiden, sollte man den Körper in seinen Entgiftungsfunktionen unterstützen und beispielsweise insbesondere die Hautatmung nicht behindern – Professor Jäger empfahl hierzu Kamel- und Schafwolle sowie Seide (s. auch Seite 65 f).

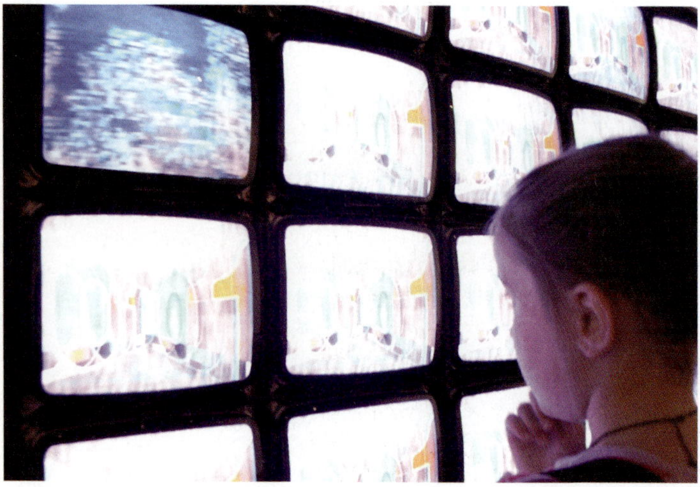

Verschonen Sie Ihr Kind vor der Medienflut!

INFO

Aufspeicherung von „Unluststoffen" erhöht die Aggressionsbereitschaft.

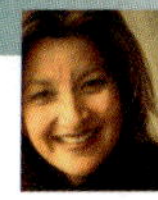

Die Homöopathie bietet geradezu phänomenale Behandlungsmöglichkeiten von aggressiven und gewalttätigen Menschen. Bei der Anamnese wird großer Wert auf die jeweiligen Äußerungen des Zornes gelegt. Auf welche Art und Weise empfindet der Mensch Zorn? Wie ist seine Reaktion? Was löst den Zorn aus? Schreit er, wirft er mit Gegenständen, oder bekommt er das Verlangen, zu schlagen, kratzen und beißen?

Aus meiner Praxis

Wie ein extrem aggressives Kind zum „Softie" wurde ...

Eine Mutter kam mit ihrem 2-jährigen Sohn zu mir in die Praxis. Er schrie seit 6 Monaten jede Nacht bis zu 2 Stunden lang wie am Spieß und war mit nichts zu beruhigen. Er stieß die Mutter weg, wollte nicht auf den Arm und auch nicht ins Bett der Eltern. Egal, was man mit ihm machte – es half nichts. Es stellte sich heraus, dass die Mutter exakt an dem Tag, als das nächtliche Schreien begann, mit dem Fahrrad gestürzt war. Bei dem Sturz saß das Kind im Kindersitz des Fahrrades. Auch sein Verhalten wurde ab diesem Zeitpunkt pötzlich äußerst rabiat, was für die gesamte Familie völlig unverständlich war. Die Mutter berichtete, dass er auf alle aggressiv reagieren würde: Der Vater konnte ihn nicht auf die Arme nehmen, da er sofort kratzte und biss; andere Kinder, die zu den Geschwistern zu Besuch kamen, wurden sofort angegriffen und gebissen, geschlagen und gekratzt.
Als er in meine Praxis kam, räumte er meinen Korb mit Spielsachen aus und pfefferte alles an die Wand. Als ich versuchte, mich ihm langsam zu nähern, bekam er totale Panik, ging auf mich los und krallte beide Hände in meine Wangen, so dass mir die Mutter zu Hilfe kommen musste, um mich zu befreien.
Er bekam Stramonium C 30 und noch am selben Tag rief mich die Mutter an, um zu fragen, ob es tatsächlich sein kann, dass das Mittel so schnell wirkt. An diesem Tag feierte eines der Geschwisterkinder Geburtstag. Zum ersten Mal spielte das Kind friedlich, ohne jemanden anzufallen. Ab der ersten Nacht schrie es nicht mehr, nach 6 Tagen schlief es durch! Das Mittel wurde innerhalb der nächsten 4 Monate noch 3-mal wiederholt. Die Mutter berichtet heute, dass aus ihrem Sohn ein richtiger Softie geworden sei ...

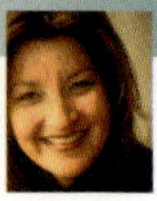

Stramonium (Datura stramonium, Stechapfel)

„Überreaktion und Überreizung.“

Substanz

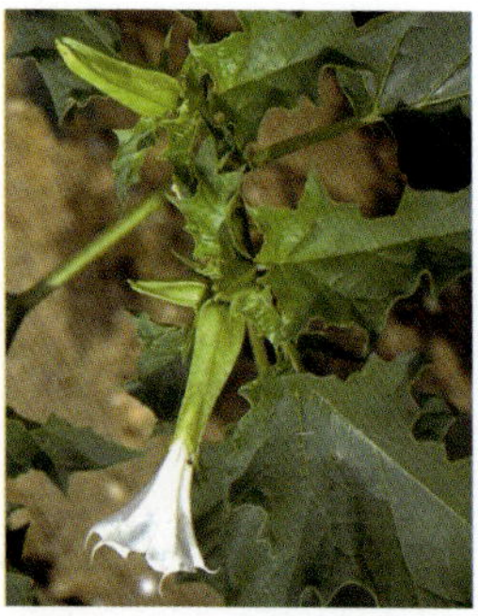
Stechapfel (Foto Gudjons)

Stramonium gehört zu den Nachtschattengewächsen (Solanacea). Angeblich stammt die Pflanze aus Indien und wurde durch Zigeuner nach Europa gebracht. Sie wächst auf Schutthalden und in kultivierter Form als Engelstrompete in Kübeln. Hahnemann verwendete den „Tollstechapfel“ u. a. für Kopfschmerzen, Lähmungen und bestimmte Formen des Wahnsinns. In der Volksheilkunde wird der Stechapfel wegen seiner Giftigkeit nicht verwendet.

Das Mittel wirkt wie seine Verwandten Belladonna und Hyoscyamus hauptsächlich auf das zentrale Nervensystem, wo es bei Vergiftung heftigste Erregungszustände auslöst. Auffällig ist dabei die Abwesenheit von Schmerzen.

Beschreibung des Typs

„Getrieben von Verwirrung, Ängsten und Verletzlichkeit ist Stramonium gefangen in einem anhaltenden heftigen Kampf zwischen dem Unbewusstsein und dem Bewusstsein, zwischen Dunkelheit und Licht, zwischen Zuwendung zum Bereich des Todes und der Sehnsucht nach der Existenz im Lebensbereich.“

Paul Herscu

Gewalt wird in der Homöopathie für gewöhnlich sofort mit Stramonium in Verbindung gebracht. Es gibt offensichtlich keinen gewalttätigeren Typ als Stramonium. Er verkörpert das Erdbeben. Die Palette ist jedoch sehr vielseitig und nicht immer kann man die Gewalt in diesem Ausmaß sehen und erkennen.

Die Auslöser können ganz verschieden sein: Eine schreckliche Szene im Fernsehen, Computerspiele und Zeichentrickfilme mit ihren schnellen Bildwechseln, ein Sturz als Baby vom Wickeltisch auf den Kopf, sonstige Unfälle, eine Gehirnhautentzündung, zu viele Ultra-

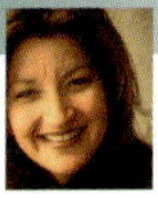

schalluntersuchungen in der Schwangerschaft, eine Impfung, ein Schreck, z. B. durch eine Maske, ein Schock, sexueller Missbrauch, im Stich gelassen werden, grelles, pulsierendes Licht in Diskos und und und. Wann immer ein heftiger Reiz auf das Gehirn ausgeübt wurde, kann dies einen Stramonium-Zustand auslösen.

Vor allem bei Kindern kommt ein Stramonium-Zustand relativ häufig vor. Die Eltern kommen hierbei an ihre Grenzen und fragen sich, was sie falsch gemacht haben.

INFO

Eine Überreizung des Gehirns kann in einen Stramonium-Zustand führen.

Man sieht vor allem bei Kindern oft das Symptom, dass sie nicht bei Dunkelheit einschlafen können und unbedingt das Licht anlassen wollen. Aber auch das Gegenteil kann der Fall sein, wie ich es bei einer kleinen Patientin mit Magersucht erlebt habe. Jeden Mittag, als sie von der Schule nach Hause kam, legte sie sich in eine Kiste, bedeckt mit einem schwarzen Umhang und spielte „Dracula“. Sie blieb mehrere Stunden in dieser Kiste liegen. Stramonium heilte ihre Magersucht. Es ist bekannt, dass sich Stramonium-Kinder in einem Stadium befinden können, in dem sie sich verschließen. Hier kann ein Verlangen nach Dunkelheit auftreten mit Furcht vor Licht.

Oft gibt es Kinder mit überschießenden Energien, die nicht imstande zu sein scheinen, Grenzen zu spüren, und sogar selbst sehr bestürzt sein können darüber. Sie stoßen häufig gegen Möbelstücke und können Entfernungen einfach nicht abschätzen. Sie können offensichtlich keine Schmerzen spüren, wo normalerweise Schmerz erwartet wird.

Manche Kinder schreien oft nachts wie am Spieß, so, als wären sie aus schrecklichen Träumen aufgewacht und doch nicht aufgewacht. Meistens wissen sie am nächsten Tag nichts von den nächtlichen Vorfällen. Ein Patient, damals 12 Jahre alt, war bei einem Geburtstag eingeladen gewesen und ohne dass es die Mutter wusste, war er in einen Kinofilm (Independence Day) mitgenommen worden. Über einen Zeitraum von drei Monaten wachte er ab dieser Nacht in jeder Nacht auf, brüllte wie am Spieß, stand vor dem Bett der Eltern und schrie „Sie kommen und holen mich!“. Er war nicht wach und wusste am nächsten Tag nichts davon. Stramonium beendete diesen Zustand sofort, ab der folgenden Nacht!

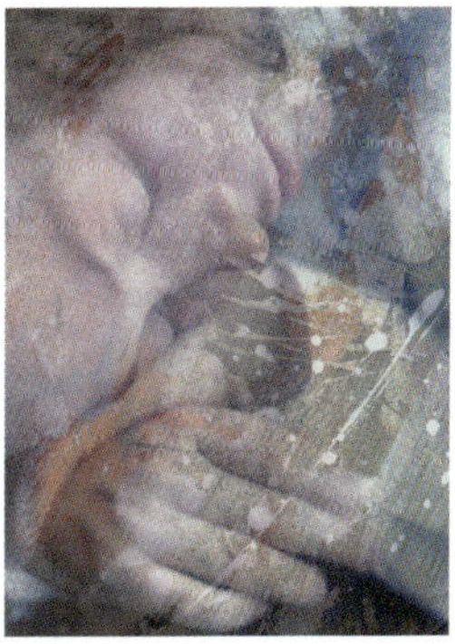

Filmszenen können ein Kind bis in die Träume hinein verfolgen.

Auswahl charakteristischer Stramonium-Symptome

Gemütssymptome

- Angst vor Verletzung und Tod
- Angst davor, verlassen zu werden
- Meidet den Blick anderer Personen
- Autoaggression, quält sich selbst
- Zerstörungssucht gegen sich selbst oder andere
- Gewalttätig, geht auf Menschen los, kratzt, beißt, schlägt, tritt
- Zerreißt seine Kleider
- Keine Wahrnehmung für Grenzen in jeglicher Hinsicht, stößt oft an Möbel
- Kann Schmerzen nicht empfinden
- Panisches Anklammern
- Überreaktionen, die sehr leid tun
- Lärmend
- Verschließt sich, zieht sich zurück
- Autismus (Kontaktstörung mit Rückzug)
- Freude am Terror, will sich wichtig fühlen
- Mangel an Selbstvertrauen
- Selbstüberschätzung
- Angst in Gesellschaft, Furcht vor Fremden
- Angst vor Licht, aber auch vor Dunkelheit
- Fühlt sich verfolgt
- Panische Angst, berührt, verletzt und geschlagen zu werden
- Angst, zu ersticken
- Furcht vor Friedhöfen, aber auch das Gegenteil!
- Furcht vor Spiegeln
- Furcht vor Gespenstern und Geistern

Körperliche Symptome

- Kopfschmerzen durch Sonne
- Schmerzlosigkeit bei gewöhnlich schmerzhaften Beschwerden
- Krankhaft gesteigerter Geschlechtstrieb (Satyriasis): entblößt die Genitalien, hat ständig die Hände an den Genitalien
- Schwierigkeiten bei der Wahl von rechter oder linker Hand
- Gefühl, als wären Arme und Beine vom Körper getrennt
- Nimmt beim Treppensteigen zwei Stufen, weil er sie für eine hält, bemerkt es erst beim Hinfallen
- Nägelkauen oder Zupfen an der Nagelhaut
- Vitiligo (Verlust der Hautpigmente)
- Neurodermitis, zerkratzt sich schrecklich
- Allergische Hautausschläge, Verschlechterung durch Zitrusfrüchte, Milchprodukte, Weizen
- Im Schlaf: offene Augen, Lachen, Schlafwandeln, Zähneknirschen, Stöhnen, Jammern, Zucken, Aufschreien
- Nächtliche Panikanfälle
- Schreit nachts, ohne Aufzuwachen
- „Nicht-da-sein" mit Starren, Erschauern, Zähneklappern
- Augen weit offen, zwinkernd, rollend oder verzerrt

Auch große Angst, verlassen zu werden, und Angst vor dem Alleinsein können Symptome sein. Das Kind ist oft auch tatsächlich verlassen worden. Dies kann beispielsweise bei einer unerwünschten Schwangerschaft der Fall sein, bei der kein emotionales Verhältnis zum Fötus aufgebaut wurde, oder wenn bei der Geburt Schwierigkeiten auftraten und das Kind im Brutkasten zu liegen kam. Auch wenn ein Kind emotional oder sexuell missbraucht wurde, kann ein Verlassenheitsgefühl eintreten. Der Möglichkeiten gibt es viele.

Oft haben Kinder panische Angst vor Wasser und sie brüllen wie am Spieß, wenn man ihnen das Wasser über den Kopf laufen lässt.

Viele Stramonium-Prüfer berichteten über Störungen beim Lesen, Schreiben und Sprechen, so dass das Mittel auch für Legasthenie infrage kommt. Stottern hat sich nach Stramonium oft gebessert, ebenso Zähneknirschen.

Die Wutanfälle von Stramonium sind grauenvoll. Die Kinder beißen, kratzen, schlagen und treten um sich, als hätte eine fremde Macht von ihnen Besitz ergriffen. Diese Wutanfälle beschränken sich natürlich nicht auf Kinder, nur treten sie bei Kindern und Jugendlichen verstärkt auf. Natürlich wäre Stramonium auch ein Mittel für einen randalierenden Alkoholiker oder bei Menschen, die man eher in Anstalten und Gefängnissen findet.

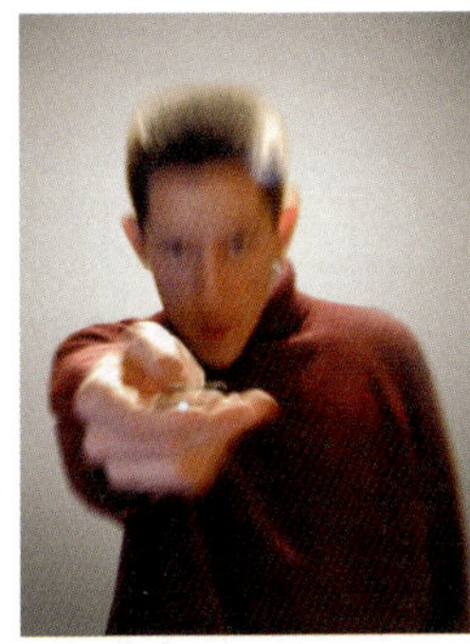

Lassen Sie Ihr Kind nicht unkontrolliert durch Horror- und Gewaltfilme zappen – drücken Sie lieber auf „Aus"!

Hier schließt sich der Kreis, dass Filme, Fernsehen, Computerspiele Gewalt auslosen können. Wie bei allem müssen Filme auf fruchtbaren Boden fallen. Ein Mensch, der keine *Affinität* zu solchen Filmen hat, wird sich die Filme erst gar nicht ansehen. Man kann aber auch einen fruchtbaren Boden mit Unkraut verderben und einen wüsten Acker daraus machen. Und hier sind in erster Linie die Eltern gefordert. So manche Idee wird aus dem Fernsehen geholt und nachgemacht – denn erst was im Kopf ist, kann auch in die Tat umgesetzt werden. Deshalb: Drücken Sie rechtzeitig auf „Aus".

Gut zu wissen

Achtung!

Stramonium hat einen ähnlichen Alkaloidgehalt (= stickstoffhaltige Verbindung) wie Belladonna und Hyoscyamus, daher kann das Mittel leicht verwechselt werden! Die Symptome bei Stramonium sind jedoch gegenüber Belladonna heftiger und wilder. Belladonna ist *immer* empfindlich gegen Licht, was bei Stramonium fehlen kann. Fehlendes Schmerzempfinden als Symptom hat neben Stramonium nur noch Opium.

Dosierung

Einmalgabe von C 30, C 200 oder C 1000.

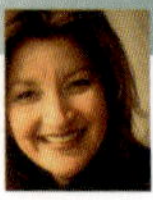

Jodum (Jod)

„Überschuss von Energie."

Substanz

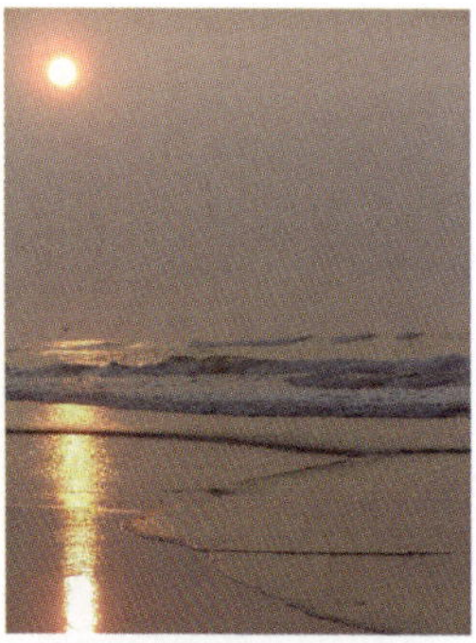

Die Ozeane – eine unserer Jodquellen.

Jod gehört zu den Halogenen und bildet Salze. Es stellt sich in glimmerartigen, schillernden, zerbrechlichen Plättchen von bläulichmetallisch schwarzer Farbe dar (griech. ioeides = violett). Sein starker Geruch ist charakteristisch und sein Geschmack sehr bitter. Es ist löslich in Wasser, Alkohol, Äther und Chloroform. Der französische Chemiker Bernard Courtois entdeckte das Element im Jahre 1811 bei der Herstellung einer Lauge, die er aus der Asche von Seetang gewann.

Jod tritt nie elementar auf. Jodverbindungen finden sich in allen Gesteinen, Böden, Seen, Meeren und sogar in der Luft. Die Anreicherung in Jodheilquellen ist auf die Zersetzung urweltlicher Pflanzen zurückzuführen.

Gut zu wissen

Ist „Zwangsjodierung" wirklich nötig?

Die Ozeane sind riesige Jodbehälter und geben ihr Jod wieder an die Atmosphäre ab: Ein Kubikmeter ozeanischer Luft enthält über 10 Mikrogramm Jod, „Landluft" im Vergleich nur 0,5 Mikrogramm. Bei der Verschwelung des Seetangs an den europäischen Küsten des Atlantik werden jährlich 70–170 Tonnen Jod durch die Westwinde nach Mitteleuropa befördert. Durch das Regenwasser erhält jeder Quadratmeter Boden jährlich etwa 2100 Mikrogramm Jod. (Aus: Leesers Lehrbuch der Homöopathie, Band 2, Seite 115.)
Somit kann Mitteleuropa wohl kaum als Jodmangelgebiet bezeichnet werden und man muss sich daher fragen, ob eine „Zwangsjodierung" von Lebensmitteln wirklich nötig ist. (Am 19. Juni 1989 trat die Jodsalzverordnung in Kraft. Seitdem dürfen pro Kilogramm Salz 35 mg Jodid zugesetzt werden.) Informationen zu diesem Thema bietet unter anderem das Internet unter http://www.jod-kritik.de

Im menschlichen Körper sind etwa 50 mg Jod enthalten. Davon befinden sich 10–25 mg in der Schilddrüse, die mit etwa 2 mg/g Trockenmasse die weitaus größte Konzentration aufweist. Die Schilddrüse ist für die Physiologie des Jods im Organismus das zentrale Organ. Sie

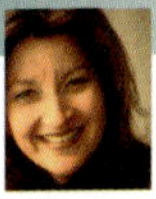

fängt das Jod aus der Blutbahn ab, reichert es an und und baut daraus zwei jodhaltige Hormone auf: Thyroxin und Trijodthyronin. Beide Hormone regulieren den Energieumsatz des menschlichen Körpers.

Der tägliche Jodbedarf wird auf etwa 0,2 mg geschätzt. Der Körper kann sich jedoch auch auf kleinere Mengen einstellen, beispielsweise kommt der Körper in jodarmen Gegenden mit wesentlich geringeren Mengen aus.

Chronische Jodvergiftungen sind nicht selten und kommen durch Überdosierung von Jod zustande. Auch jodhaltige Kontrastmittel können Vergiftungen hervorrufen.

Bei akuter Jodvergiftung wird sofortiges Eingeben von reichlich mit Mehl verrührtem Wasser, also Stärke, empfohlen, um das Jod zu binden.

INFO

Im menschlichen Körper speichern die Schilddrüsen Jodverbindungen, die für die Produktion der Schilddrüsenhormone lebensnotwendig sind.

Beschreibung des Typs

Der „Jod-Typ" ist voller Angst, die sich bis zur Unerträglichkeit steigern kann, wenn er gezwungen wird, stillzusitzen. Dies ist für Erwachsene, die bei einem Vortrag ruhig sitzen sollen, oder für Kinder, die in der Schule still sitzen müssen, eine Qual, und sie verbrauchen dabei ihre ganze innere Kraft. Immerzu ist der Jod-Typ in Bewegung und rastlos, trotz seiner Erschöpfung. Diese Menschen können nicht langsam machen und mal ausruhen, weil Angst und innere Unruhe sie vorantreibt. Die innere Unrast wird besser durch Arbeiten, durch Bewegung, besonders an der frischen Luft, und durch Essen – was aber nie lange anhält.

Geistig ist der Jod-Typ lebhaft, aber sprunghaft und unkonzentriert, daher ist er auch infolge seiner Fahrigkeit vergesslich. Die innere Unruhe steigert sich manchmal zu plötzlichen Ausbrüchen und er wird jähzornig und gewalttätig in einem plötzlichen Impuls. Es braucht gar kein äußerer Anlass vorzuliegen, es ist einfach eine Steigerung einer inneren Spannung.

Bei jedem Widerspruch wird er höchst aufbrausend und zornig. Aus nichtigen Anlässen kann er zu Tätlichkeiten übergehen, eine Türe eintreten, zuschlagen oder dergleichen. Die explosive Natur und sein Zerstörungsdrang kann sich sogar gegen ihn selbst richten.

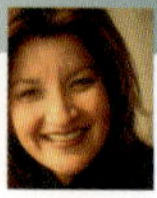

Sein Arbeitstempo ist gehetzt und nichts geht ihm schnell genug. Die Arbeit soll am besten schon fertig sein, bevor sie begonnen wurde. Er ist sehr fleißig, aber eher planlos und ohne Ordnung. Seine Rastlosigkeit kann ihn zum Workaholic machen.

Sein Wärmehaushalt ist gestört und es kann sowohl zu Hitze- als auch zu Kältegefühlen kommen. Die Füße und Hände können kalt, aber gleichzeitig rot sein. Ein warmes Zimmer oder sommerliche Hitze können ihn sehr nervös und unruhig machen.

Für gewöhnlich braucht der Jod-Mensch durch seinen gesteigerten Sauerstoffbedarf immer frische Luft. Ein Raum, der mit Menschen überfüllt ist, Hitze und schlechte Luft, beispielsweise ein Kino oder ein Klassenzimmer (!), können ihm große Angst machen. Die Hitze steigt ihm in den Kopf und die Brust, und der kalte Angstschweiß bricht ihm aus. Er kann sogar ohnmächtig werden, wenn er nicht ins Freie kommt. Genauso kann es auch zu einer Verschlechterung durch kalte Luft kommen. Im Bett brauchen diese Patienten oft zwei Wärmflaschen, weil sie in der Nacht frierend aufwachen.

Auffällig ist sein großer Hunger. Er muss immer essen, auch zwischen den Mahlzeiten, und verliert trotzdem an Gewicht. Aber es kann auch Appetitlosigkeit vorherrschen. Normalerweise stellt man sich den Jod-Mensch alt aussehend (schon Kinder!) und trotz riesigem Appetit abgezehrt und abgemagert vor, er steht aber auch in der Rubrik „Fettsucht" verzeichnet.

Der Jod-Mensch hat das Gefühl, dass ihm etwas Schreckliches droht, dass der Geist versagen oder eine schwere Krankheit kommen wird. Sein Geist und sein Körper werden schwächer, er wird vergesslich, weiß nicht mehr, was er sagen oder tun wollte, und lässt seine Einkäufe, die er eben bezahlt hat, im Laden liegen.

INFO

Zu viel Jod lässt schneller altern!

• Dosierung

Einmalgabe C 30. Vorsicht bei Jod! Hier sollten Sie die Kunst der homöopathischen Dosierung sehr gut beherrschen! Im Zweifelsfalle bitte einen erfahrenen Homöopathen aufsuchen!

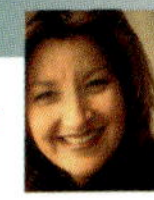

Auswahl charakteristischer Jodum-Symptome

Gemütssymptome

- Wechselnde Stimmungen: Übertriebener Frohsinn wechselt sich ab mit Schwermut
- Fühlt sich zu allem unfähig, mutlos
- Widerwille gegen Arbeit, Faulheit
- Aber auch fleißig, Workaholic, reibt sich bei der Arbeit auf
- Gefühl, als ob ihm etwas Fürchterliches zustoßen wird
- Gefühl, als ob er den Verstand verlieren würde
- Unsozial, nimmt auf andere keine Rücksicht
- Getrieben, kennt keine Ruhe, überaktiv, muss sich bewegen
- Empfindlich gegen äußere Eindrücke
- Fixe Ideen
- Gedächtnisschwäche, vergisst, was er sagen oder tun wollte
- Verlangen alles aufzuschreiben, um nichts zu vergessen
- Macht sich Gedanken über die Zukunft
- Geschwätzigkeit
- Große Reizbarkeit bis zum Zorn, ärgerlich, verdrießlich, zerreißt Sachen
- Gewalttätigkeit durch erzwungene Ruhe
- Drang, gewalttätig zu werden, kommt plötzlich
- Impuls, zu rennen
- Jähzorn ohne äußeren Anlass
- Kinder, gejagt und ruhelos, sitzen niemals still
- Folgen von enttäuschter Liebe
- Menschenfeindlichkeit
- Will reisen
- Unzufrieden
- Depressionen
- Selbstmordneigung

Körperliche Symptome

- Wachstumsstörungen, zu schnelles Längenwachstum
- Schwindel, Ohnmacht beim Aufstehen
- Knochenverkrümmung
- Ständiger Hunger, Heißhunger, trotzdem Abmagerung
- Magersucht (Anorexia nervosa), Abmagerung bis zum Gerippe
- Schwinden (Atrophie) von Drüsengewebe: Hoden, Ovarien (Eierstöcke) und Brustdrüsen
- Muskeln schrumpfen, Haut wird faltig
- „Altes“ Aussehen, schon bei Kindern
- Kropf
- Exophthalmus (Hervortreten der Augen aus den Augenhöhlen; Basedow)
- Zittern und Zucken der Augenlider
- Akutes Gelenkrheuma mit sehr hohem Fieber
- Gelenke, vor allem Knie, heiß und hellrot geschwollen
- Rheumatische Schmerzen nachts
- Asthma durch Pollen- und Katzenallergie, mit Heuschnupfen
- Schwellung der Augenlider
- Geruchssinn fast völlig verloren
- Gefühl, als würde das Herz gepackt, wie von eiserner Faust
- Verlangen: Alkohol, Fleisch, Steaks
- Unverträglich: Milch
- Verstopfung wechselt mit Durchfall
- Sexuelle Überreizung, aber auch Impotenz, Libido und Sexualkraft völlig verloren
- Sterilität
- Krebs: Brust, Gebärmutter, Hoden, Prostata

Probleme am Arbeitsplatz – Mobbing und Bossing

Gib mir die Gelassenheit, Dinge hinzunehmen,
die ich nicht ändern kann.
Gib mir den Mut, Dinge zu ändern, die ich ändern kann.
Und gib mir die Weisheit, das eine vom anderen zu unterscheiden.

Friedrich Christoph Oetinger

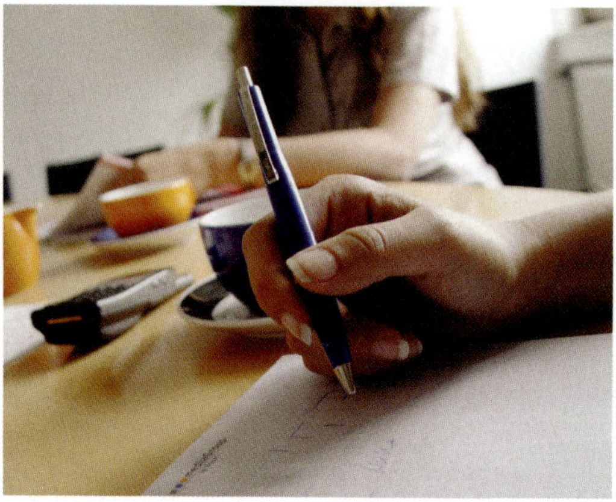

Nicht jede kurzzeitig ungute Atmosphäre im Büro ist gleich „Mobbing".

Von Mobbing spricht man, wenn man von einem oder mehreren Kollegen drangsaliert, ausgegrenzt, beleidigt, schikaniert und gequält wird. Der Gemobbte macht seine Arbeit wahrscheinlich besonders gut und ist (leider) allzu lange bereit, vielerlei Quälereien zu erdulden, ohne sich zur Wehr zu setzen. In jedem Betrieb gibt es dann und wann „dicke Luft" und eine schlechtere Kommunikation, was nicht gleich Mobbing sein muss. Man spricht von echtem Mobbing, wenn die Schikanen längere Zeit andauern.

Von Bossing spricht man, wenn die psychische Aggression und die Schikanen vom Chef ausgehen.

Gut zu wissen

Bossing und Mobbing – Zeichen für eine gestörte Persönlichkeit

Menschen, die mobben, um sich über jemanden zu erheben und vor anderen gut dazustehen, haben eine gestörte Persönlichkeit. Das Gleiche gilt auch für einen Vorgesetzten, der schikaniert, denn als Chef hat er nicht nur ein Weisungsrecht, sondern auch eine Fürsorgepflicht für seine Mitarbeiter. Ein Chef, der schikaniert, kommt dieser Pflicht nicht nach! Machen Sie sich das bewusst und nehmen Sie ihn einfach nicht mehr ernst.

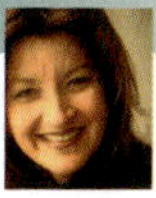

Mobbing und Bossing wirken sich fatal auf die Gesundheit aus: Magen- und Herzschmerzen, Muskelverkrampfungen, Kopfschmerzen bis hin zur Depression sind keine Seltenheit. Als homöopathisches Mittel zur Unterstützung empfiehlt sich Staphysagria (s. Seite 56).

Wenn es für Sie jedoch unerträglich wird: Steigen Sie aus der Firma aus! Dies ist zwar eine schwierige Situation, da Sie, wenn Sie selbst kündigen, zunächst kein Arbeitslosengeld erhalten. Eine Ausnahme von dieser Regelung besteht allerdings dann, wenn Sie das Gutachten eines Psychologen (siehe unten) vorlegen können.

Wie können Sie sich wehren?

Begeben Sie sich zunächst (noch) nicht ins Schlachtfeld, sondern sammeln Sie erst Verbündete und Material:

- Suchen Sie Zeugen und Verbündete; dies ist vor allem dann wichtig, wenn es um Beleidigungen und Ehrverletzungen geht. Wenn es in Ihrer Firma einen Betriebsrat gibt, wenden Sie sich an ihn.
- Schreiben Sie ein Tagebuch und sammeln Sie Fakten. Schulen Sie Ihre Wahrnehmungsfähigkeit und versuchen Sie, gelassen zu bleiben! Konzentrieren Sie sich auf das Zuhören, nicht auf das Antworten. Notieren Sie einige Wochen lang alles: Wer hat was, wann und wo gemacht oder gesagt. Notieren Sie, was Ihnen an Gemeinheiten widerfährt.
- Nehmen Sie diese Aufzeichnungen mit zu Ihrem Arzt oder Psychologen. Berichten Sie dort von Ihren Beschwerden, die dadurch entstanden sind.
- Schließen Sie eine Rechtsschutzversicherung ab. Eventuelle Gerichtskosten können sehr hoch sein.
- Erst wenn Sie vorbereitet sind, sprechen Sie mit Ihrem Chef – Sie haben das Recht sich zu wehren! Wenn dieses Gespräch erfolglos verlief, gehen Sie noch eine Instanz weiter, falls Ihr Chef einen Vorgesetzten hat.
- Falls dies alles nichts nützt: Kündigen Sie und legen Sie dem Arbeitsamt ein Attest bzw. ein psychologisches Gutachten eines Arztes bzw. Psychologen vor!

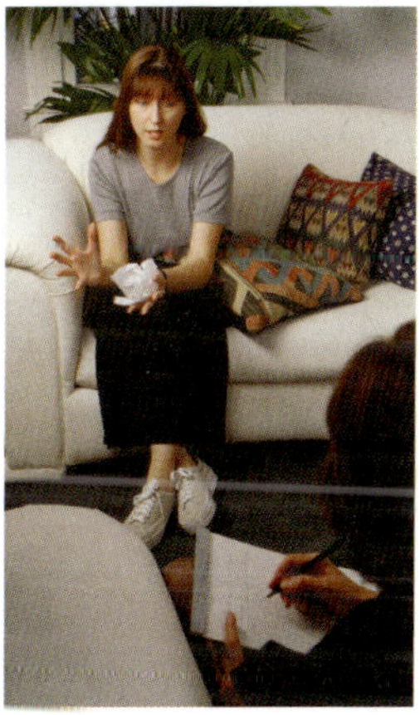

Wenn es nicht mehr anders geht: Suchen Sie einen Arzt/Psychologen auf und lassen Sie sich ein Gutachten/Attest ausstellen!

Ängste und Phobien

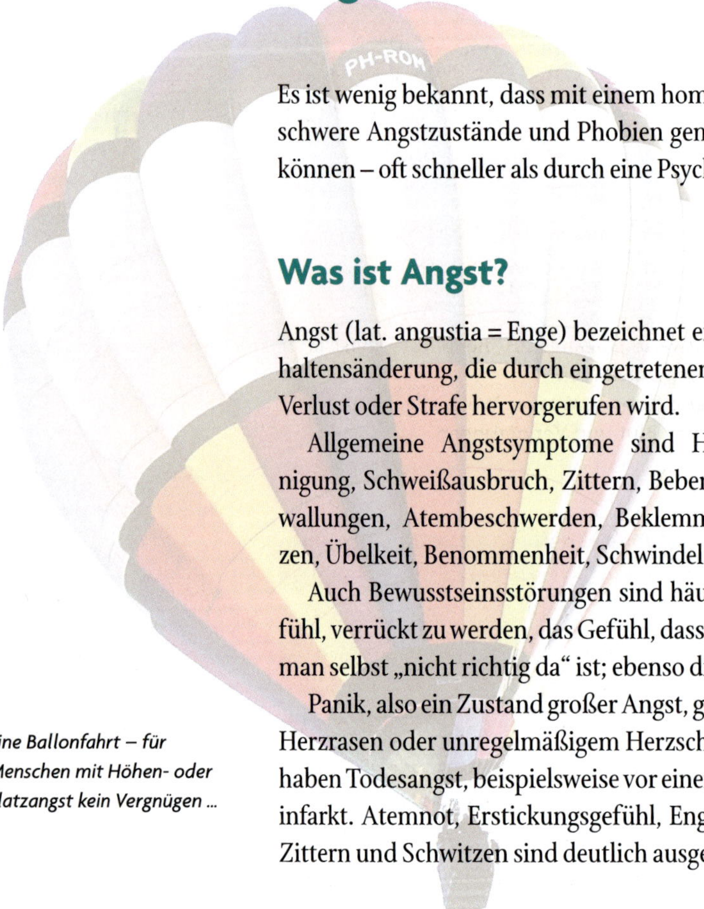

Es ist wenig bekannt, dass mit einem homöopathischen Arzneimittel schwere Angstzustände und Phobien gemildert bis beseitigt werden können – oft schneller als durch eine Psychotherapie.

Was ist Angst?

Angst (lat. angustia = Enge) bezeichnet eine Empfindungs- und Verhaltensänderung, die durch eingetretenen oder erwarteten Schmerz, Verlust oder Strafe hervorgerufen wird.

Allgemeine Angstsymptome sind Herzklopfen, Pulsbeschleunigung, Schweißausbruch, Zittern, Beben, Mundtrockenheit, Hitzewallungen, Atembeschwerden, Beklemmungsgefühl, Brustschmerzen, Übelkeit, Benommenheit, Schwindel.

Auch Bewusstseinsstörungen sind häufig, beispielsweise das Gefühl, verrückt zu werden, das Gefühl, dass Dinge unwirklich sind oder man selbst „nicht richtig da" ist; ebenso die Angst, zu sterben.

Panik, also ein Zustand großer Angst, geht häufig mit Herzklopfen, Herzrasen oder unregelmäßigem Herzschlag einher. Die Betroffenen haben Todesangst, beispielsweise vor einem Herzstillstand oder Herzinfarkt. Atemnot, Erstickungsgefühl, Engegefühl in Hals und Brust, Zittern und Schwitzen sind deutlich ausgeprägt.

Eine Ballonfahrt – für Menschen mit Höhen- oder Platzangst kein Vergnügen ...

Was ist eine Phobie?

So nennt man die krankhafte Angst, d.h. eine unbegründete, anhaltende Angst vor Situationen, Gegenständen, Tätigkeiten oder Personen. Sie äußert sich in dem übermäßigen, unangemessenen Wunsch, den Anlass der Angst zu vermeiden, beispielsweise indem vor Betreten des Schlafzimmers das Zimmer nach Spinnen abgesucht wird.

Es besteht eine deutliche emotionale Belastung durch die Angstsymptome. Gleichzeitig besteht die Einsicht, dass die Ängste übertrieben oder unvernünftig sind. Beim Anblick des Angst auslösenden Ob-

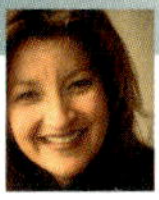

jekts bzw. der Situationen kommt es zu den oben beschriebenen Symptomen.

Auch im sozialen Bereich kann es zu Phobien kommen: Die Angstsymptome sind die gleichen wie bereits beschrieben, dazu stellen sich weitere Symptome ein wie Erröten, Angst, zu erbrechen, Stuhl- und/oder Harndrang.

Gut zu wissen

Unterteilung der Phobien

Tierphobien: beispielsweise Angst vor Spinnen, Insekten und Mäusen.
Situative Phobien: beispielsweise Flugangst, Höhenangst, Angst in Tunneln, Aufzügen und in der Dunkelheit.
Naturphobien: beispielsweise Donner, Wasser, Wald, allg. Naturgewalten, aber auch Anblick von Blut und Verletzungen.

Angst kann vor unbedachten und gefährlichen Handlungen schützen und deshalb sogar gut sein. Angst kann aber auch alle Gedanken um ein bestimmtes Thema kreisen lassen und das restliche Leben völlig aus der Bahn werfen. So ist es völlig normal, Angst vor einem Tiger zu haben, der einem in freier Wildbahn begegnet. Wenn dasselbe Gefühl beim Anblick einer Frau in einem Tigermantel auftritt, dann ist dies sicherlich weniger sinnvoll. Man muss also zunächst unterscheiden, ob die Angst normal ist und dem Anlass entspricht oder nicht.

Die Wahl des homöopathischen Mittels richtet sich nach der *Gesamtheit* der Symptome. Ein Beispiel ist die panische Angst vor Mäusen oder Spinnen, denn hier gibt es nicht ein, sondern mehrere Mittel, die in Frage kommen, und man muss weiter differenzieren. Außerdem ist es von Bedeutung, ob es einen konkreten Anlass für diese Angst gab oder gibt: Wenn Sie beispielsweise von einem Hund gebissen wurden und jetzt Angst vor Hunden haben, dann ist das nachvollziehbar und verständlich. Wenn Sie jedoch eine völlig unerklärliche Angst vor Hunden haben, dann wird dies als Symptom zur Auswahl des Mittels sehr wichtig. Bitte beachten Sie: Wenn Sie beispielsweise bei Ihrer Suche nach einem Mittel für „Angst vor Hunden" auf Calcium carbonicum stoßen, dies nur *ein* Symptom ist und dass auch die anderen Beschwerden zu Calcium passen müssen!

Aconitum napellus (Sturmhut)

„Todesangst und Panik!"

Substanz

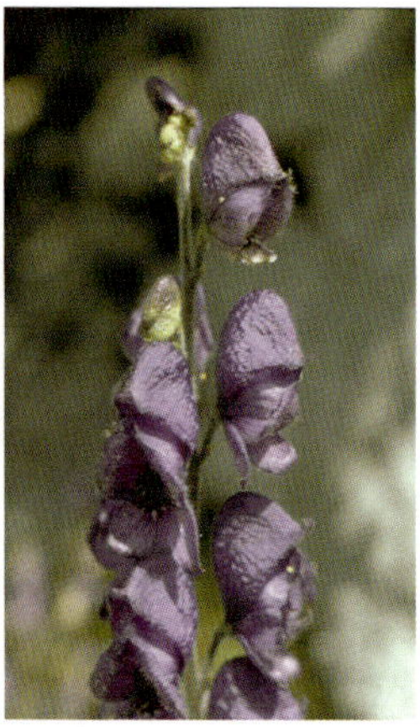

Aconitum napellus (Foto DHU)

Schon der Name der Pflanze deutet auf die Plötzlichkeit und Heftigkeit der Geschehnisse hin, bei denen die Substanz Anwendung findet: Das Gefühl nur noch wenige Sekunden zu leben – man schaut dem Tod unmittelbar in die Augen.

Aconitum ist vor allem ein Akutmittel bei Angst, Schock, Schreck und Furcht, wird aber auch dann eingesetzt, wenn das Erlebnis schon länger zurückliegt, jedoch der Schreck/die Panik immer wieder erneut ausgelöst werden kann. Aconitum hilft bei Todesangst, aber auch bei anderen starken („grundlosen") Ängsten.

Beschreibung des Typs

Sie sind außer sich vor Angst. Sie leiden unter einer ängstlichen Ungeduld. Sie haben untröstliche Angst, weinen jämmerlich und werfen sich umher. Sie sind äußerst schreckhaft und befürchten, dass ihr Tod nahe ist. Eventuell hatten Sie in Ihrem Leben ein Schock- oder Schreckerlebnis, von dem immer noch Angst und Furcht übrig sind. Sie sind gereizt, boshaft und traurig. Ihre Krankheitssymptome treten plötzlich und sehr heftig auf. Alle Symptome sind von stürmischer Unruhe und von extremer Angst begleitet.

Dauernde Angst macht Ihnen das Leben zur Qual. Sie empfinden panische Angst, beispielsweise bei Dunkelheit, beim Überqueren einer belebten Straße oder eines offenen Platzes, vor Gespenstern, aber auch vor einer Operation oder bei Herzsymptomen.

Sie reagieren sehr empfindlich auf Berührung, Licht, Geräusche und Musik. Kränkungen, Demütigungen, Furcht, aber auch übermäßige Freude können Beschwerden auslösen. Ihr Zorn kann schon durch Kleinigkeiten ausgelöst werden und sehr heftig sein.

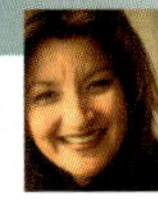

Aus meiner Praxis

Panische Angst bei Flugzeuggeräuschen

Ein Mann hatte panische Angst zu sterben. Diese Angst trat immer dann auf, wenn er das kleinste Geräusch eines nahenden Flugzeuges hörte. Das war seit einem Schockerlebnis im Krieg der Fall, als Flieger eine Bombe auf sein Elternhaus warfen und das Haus brannte. Aconitum konnte diese Panik beseitigen.

Diese Geschichte beschreibt einen konkreten Anlass, aber es gibt auch Angstanfälle, verbunden mit Herzrasen und Schweißausbrüchen, die *scheinbar* ohne ersichtlichen Anlass entstehen. Hierzu ebenfalls ein Beispiel:

Aus meiner Praxis

Plötzliche Angstanfälle ohne äußeren Anlass

Eine Frau klagte über Herzrasen, verbunden mit Todesangst. Diese beiden Symptome traten immer wieder völlig unvermittelt auf. Sie arbeitete als Krankenschwester in der Notaufnahme für Herzinfarkt-Patienten. Ich überlegte mir, dass diese Patienten ja ebenfalls Todesangst empfinden, und dass diese angsterfüllte Atmosphäre die Krankenschwester offensichtlich in Mitleidenschaft gezogen hat. Nach Einnahme von Aconitum waren ihre Beschwerden tatsächlich schnell beseitigt.

Sie kennen das Wort *Mitleidenschaft*: Ein Gefühl, in dem sich ein Individuum befindet, überträgt sich auf ein anderes Individuum. Trauert beispielsweise das eine, so verfällt auch das andere in Trauer. Ebenso ansteckend wirken auch Freude, Angst, Zorn. Man nimmt gewöhnlich an, dass es sich hier um bewusste Vorgänge handelt: Wenn ein Individuum sieht, dass ein anderes in Angst gerät, so schließt es daraus, dass Gefahr droht und verfällt ebenfalls in Angst.

Aber es können auch andere Faktoren eine Rolle spielen: Die Mitglieder von Schafen oder anderen sozial lebenden Tieren sind durch „instinktive Sympathie“ verbunden. Gerät nun ein Schaf in Angst, so pflanzt sich das wie ein Lauffeuer durch die Herde fort und die ganze Herde rennt wie besessen davon. Anders ist das jedoch bei einer Meute von Wölfen oder Hunden, deren Mitglieder *nicht* durch instinktive

Auswahl charakteristischer Aconitum-Symptome

Gemütssymptome	Körperliche Symptome
• Immer wiederkehrende Panikzustände, ausgelöst durch ein Erlebnis mit Todesangst • Qualvolle Furcht vor dem Tod • Plötzliche intensive Angst zu sterben • Panikzustände (Furcht vor offenen Plätzen, weiter Umgebung, engen Orten, Dunkelheit, im Tunnel, im Aufzug, im Flugzeug, in Menschenmenge, vor viel befahrenen Straßen, vor Erdbeben – Aconitum ist die Situation eines Verschütteten) • Alle Beschwerden, akut oder chronisch, die von dem Gefühl begleitet sind, dass der Tod unmittelbar bevorsteht	• Panikzustände, begleitet von plötzlichem, heftigem Herzklopfen rotem Gesicht im Liegen, beim Aufsitzen totenbleich schnellem Wechsel der Gesichtsfarbe einseitiger Taubheit tauben Lippen plötzlich einsetzender Gesichtslähmung, halbseitig • Besonders nützlich bei Frauen während der Geburt

Sympathie verbunden sind. Gerät hier ein Individuum in Angst, so fallen die anderen darüber her, jagen es davon, oder beißen es sogar tot. Der Grund ist, dass dem geängstigten Individuum ein Angststoff entströmt, der die Geruchsorgane der Kameraden beleidigt und sie veranlasst, „den Stinker" zu beißen und zu verjagen.

Bei Menschen sind Stimmungen und Gefühle ebenfalls übertragbar, und zwar umso leichter, je sensibler ein Mensch auf seine Umgebung reagiert und je leichter er aus der Ruhe zu bringen ist. Auch hier kann die Übertragung der Information u.a. aufgrund des Geruchs stattfinden: Der menschliche Angstgeruch gibt gewissen Örtlichkeiten ja auch eine ganz eigene Geruchsfärbung – wer kennt nicht den typischen Geruch in Schulzimmern nach einer Prüfung. So spricht der Volksmund von einem „Stänkerer" oder „Stunk machen", wenn jemand für „dicke Luft" sorgt. Kein Wunder, wenn jemand dann aus Angst „verduftet"... Frische Luft bzw. räumliche Distanz können ausgesprochen hilfreich sein, um die Stimmung wieder zu wechseln.

• Dosierung

Einmalgabe von C 30, C 200 oder C 1000.

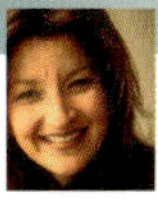

Arsenicum album (Weißes Arsenik)

„Sorgen und Existenzangst."

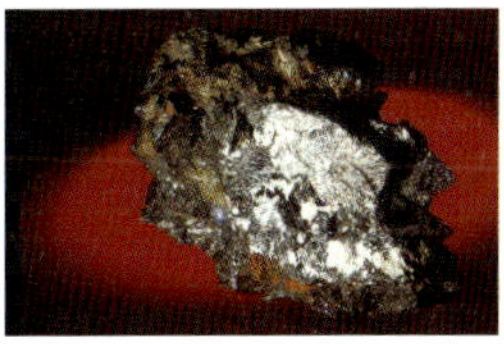

Arsenicum album (Foto DHU)

Substanz

Graues Arsen (griech. arsenikós = kühn, stark) verbrennt bei 180 °C zu weißem Arsen(III)-oxid (Arsenik), das knoblauchartig riecht. Die beiden bekanntesten Arsenerze sind Realgar und Auripigment.

Beschreibung des Typs

Sie haben große Angst, beispielsweise vor dem Alleinsein, vor Dieben, vor Gespenstern, aber auch vor dem Tod, insbesondere nachts, so dass Sie nicht zur Ruhe kommen. Sie kontrollieren abends sorgfältig, ob alle Türen verschlossen sind. Besonders bei Schmerzen sind Angst und Verzweiflung oft bis zur Wut gesteigert.

Sie nehmen schnell etwas übel und haben die Neigung, über die Fehler anderer zu reden; auch Schadenfreude und Neid gehören zu den Schattenseiten des Arsenicum-Typs.

Im Grunde ist der Arsenicum-Typ sehr unsicher, aber von selbstsicherem Auftreten. Auf Äußerlichkeiten legt er sehr großen Wert, wobei mehr Schein als Sein nicht seiner Devise entspricht. Nur aus tatsächlichem Besitz oder Können bezieht er seine Sicherheit.

Permanente Existenzangst, die im Grunde Todesangst ist, die Sorge um das Kommende, Ungewisse treibt ihn um. Eine fast schon neurotische Angst vor Unfällen, Krankheit und dem Tod macht ihm das Leben schwer. Die Angst um Angehörige ist jedoch im Grunde keine mitfühlende Angst, sondern eine egoistische, die von der Vorstellung genährt wird, selbst betroffen zu sein.

INFO

Mit Arsenik wurden früher zahlreiche Morde verübt. Erst nachdem James Marsh (1794–1846) die Marsh-Probe entwickelte, konnte man Arsenverbindungen im Blut nachweisen.

INFO

Der Arsenicum-album-Typ ist der Erfinder der Sorge.

Es folgen einige spezifische körperliche Symptome des Arsenicum-album-Typs, die auch dem Laien „in die Nase" steigen. Falls Sie solche Geruchs- und Geschmacksveränderungen bei sich feststellen, sollten Sie einen Homöopathen aufsuchen.

- Nach dem Essen bitterer/salziger Geschmack im Mund. Brot schmeckt bitter.

Auswahl charakteristischer Arsenicum-album-Symptome

Gemütssymptome

- Der „Erfinder" der Sorge!
- Tiefsitzende Unsicherheit
- Fundamentales Gefühl von Verletzbarkeit und Schutzlosigkeit
- Möchte alles kontrollieren
- Furcht, unheilbar krank zu sein
- Übertreibt Symptome maßlos
- Heikel, pingelig, pedantisch, will alles ordentlich und sauber haben, Putzfimmel
- Gründlich, perfekt
- Besitzergreifend
- Angst vor Blamage, Bloßstellung, etwas falsch gemacht zu haben
- Angst vor Ansteckung, wäscht sich häufig die Hände
- Angst zu spät zu kommen, ist sehr pünktlich
- Angst vor Armut, vor dem Ruin
- Extrem geizig, spart, hängt sehr am Geld
- Freigiebig, aber erwartet in der Regel eine Gegenleistung
- Grausam zu Menschen oder Tieren
- Neigung zu lästern und zu spotten
- Schadenfroh
- Sarkasmus
- Schwermut, Depression, Traurigkeit
- Außerordentliche Erschöpfung

Körperliche Symptome

- Ohnmachtsanfälle
- Schwere Bindehautentzündungen
- Schwellung der Lider, kleine Säcke unter den Augen
- Gesicht: eingefallen, spitz, Adlernase (hippokratisches Gesicht)
- Mundtrockenheit, Trockenheit der Lippen (leckt ständig)
- Zähneknirschen im Schlaf
- Aufstoßen, Sodbrennen
- Reisekrankheit
- Magenschmerzen, wie Feuer brennend
- Ausschläge in den Kniekehlen
- Jucken – auch ohne Ausschlag – macht ihn verrückt, kratzt sich blutig
- Ablösung der Haut in großen Schuppen
- Hämorrhoiden, chronische, brennende Schmerzen
- Herzklopfen, begleitet von quälender Angst
- Morbus Raynaud: Finger oder Zehen werden weiß und kalt
- Fingernägel verfärben sich: gelb, violett, bläulich-schwarz, schwarz
- Haut trocken wie Pergament
- Unfähig zu schwitzen
- Zittern, wenn er etwas leisten muss
- Frostig, friert immer

INFO

Arsenicum album ist eines der Hauptmittel bei Magersucht!

- Körperabsonderungen (Ohrenschmalz, Schweiß, Harn, Stuhl) riechen unangenehm (aasartig) und sind brennend und ätzend.
- Bereits der Geruch von Speisen kann Übelkeit erzeugen, beispielsweise der Geruch von gekochtem Fleisch.
- Auswurf riecht nach Knoblauch.

Dosierung

Einmalgabe von C 30 oder C 200. Auch tägliche Gabe möglich: 1- bis 3-mal 3 Tropfen Q 12.

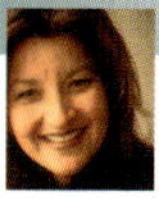

Argentum nitricum (Silbernitrat, Höllenstein)

„Was wäre wenn …?“

Substanz

Hergestellt wird Silbernitrat (salpetersaures Silberoxid) durch das Auflösen von Silber in konzentrierter Salpetersäure. Bereits im Mittelalter kannten die Alchemisten die Heilwirkung von Silbernitrat. Wirkungsschwerpunkte liegen im Nervensystem und im Verdauungstrakt.

Beschreibung des Typs

Hervorstechend sind bei Ihnen ausgeprägte Ängste um die eigene Gesundheit bis hin zur Hypochondrie. Sie haben Furcht, ohnmächtig zu werden, große Furcht vor dem Alleinsein mit dem Verlangen nach Gesellschaft, eine große Höhenangst, die auch schon beim Stehen vor einem Gebäude auftritt, mit dem Gefühl, das Gebäude könnte auf sie stürzen. Ihre Platzangst zwingt Sie, im Kino oder im Theater am Rand zu sitzen, da sie Angst haben, den Ausgang nicht rechtzeitig zu erreichen, falls „irgendwas“ ist – was wäre, wenn ein Feuer ausbrechen würde? Sie betreten keinen Fahrstuhl und keine Seilbahn – was wäre, wenn die Seilbahn abstürzen würde?

Vor Ihrem inneren Auge laufen Filme ab, was alles passieren *könnte*, und möglicherweise leiden Sie unter Impulsen, Ihrer Phantasie nachzugeben – was wäre, wenn man den Schraubenzieher in die Steckdose stecken würde? Sie lassen es dann zwar, aber der Gedanke kommt immer wieder. Es kann beispielsweise vorkommen, dass Sie über eine Brücke gehen, wieder seltsame Ideen bekommen und denken, wie schrecklich es wäre, jetzt von dieser Brücke zu springen. Sie sehen bereits den Krankenwagen in Ihrer Phantasie.

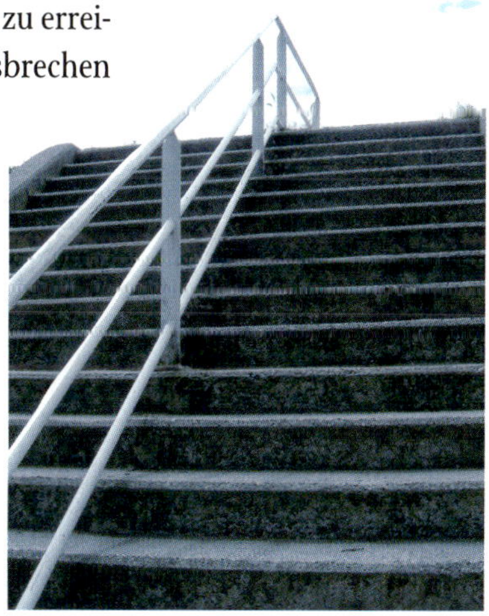

Zählen von Treppenstufen – ein möglicher Tic von Argentum nitricum.

Sie haben manche seltsame Verhaltensweise (Tic), beispielsweise zählen Sie immer die Treppenstufen und rechnen die Quersumme aus, oder sie treten nicht auf die Fugen von Plattenwegen.

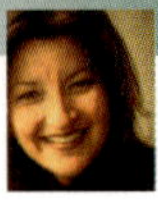

Sie haben Angst, zu spät zu kommen, auch wenn noch genügend Zeit ist. Sie fühlen sich gehetzt und verlangen auch von anderen, dass sie Dinge schnell erledigen.

Vor Reisen oder Verabredungen beben Sie vor Aufregung und haben Durchfall. Vor Prüfungen haben Sie große Angstzustände, die Ihnen Durchfall, Erbrechen, Schwitzen, Rumoren im Bauch und Blähungen bescheren.

Sie sind sehr extrovertiert, gefühlsbetont, offen und beeinflussbar. Schmerzen an Schleimhäuten, wie beispielsweise Halsschmerzen und Darmgeschwüre, äußern sich vor allem als Schmerzen wie von Glas- oder Holzsplittern. Alle Ihre Beschwerden verschlechtern sich durch Wärme.

Ihr Verlangen nach Zucker und Süßigkeiten ist sehr groß, was zu lautem Aufstoßen führen kann und zu ebenso geräuschvollen Blähungen.

Aus meiner Praxis

Angst vor Ohnmacht

Eine Frau hatte ständig Angst, ohnmächtig zu werden. Im Auto fuhr sie deshalb immer nur als Beifahrerin mit. Auf Autobahnen hatte sie ständig die Straßenkarte auf dem Schoß, um immer die nächstliegende Ausfahrt zu wissen. Ihr Mann durfte deshalb auch nur auf der rechten Fahrspur fahren ...! Argentum nitricum beseitigte diese Angst vollständig.

• Dosierung

Einmalgabe C 30, C 200, C 1000; Q 12, 1- bis 3-mal täglich 3 Tropfen.

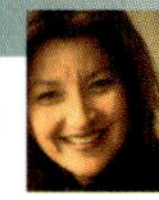

Auswahl charakteristischer Argentum-nitricum-Symptome

Gemütssymptome

- Abergläubisch
- Erwartungsangst, beispielsweise vor Reisen, Lampenfieber
- Angst um die Gesundheit, hypochondrisch
- Jammern über Krankheit
- Angst beim Gehen, wodurch er schneller geht
- Schwere Angstneurosen mit irrationalem Verhalten: Platzangst; Angst vor Fahrstühlen und Sesselliften; Höhenangst (Angst vor dem Fliegen); Angst vor großen, offenen Plätzen; Furcht, eine Brücke zu überqueren; Furcht vor Tunnels; Furcht, an Gebäuden hinaufzublicken, mit dem Gefühl, diese stürzen auf einen herunter; Furcht vor tiefem Wasser; Furcht, Boot zu fahren; Furcht vor Schlangen
- Überempfindlichkeit gegen Geräusche
- Geistige Erschöpfung
- Benutzt falsche Worte für das, was er sagen will
- Hast, Eile
- Furcht, zu spät zu kommen
- Furcht vor Verabredungen
- Furcht vor Ohnmacht, beispielsweise beim Autofahren
- Endogene Depression, d. h. ohne äußeren Anlass
- Impuls, verrückte Dinge zu tun, um zu sehen, was passiert (Schraubenzieher in die Steckdose stecken, von einer Höhe herabspringen)
- Fixe Ideen, Wahnideen
- Tics
- Davon überzeugt, verachtet und im Stich gelassen worden zu sein
- Trägt gerne schwarz

Körperliche Symptome

- Kann nicht mit geschlossenen Augen gehen
- Schwindel an hoch gelegenen Orten
- Kopfschmerzen und Migräne, als sei der Kopf vergrößert
- Kopfschmerzen bessern sich durch feste Bandagen, enger Hut
- Lästiges Jucken und Krabbeln auf der Kopfhaut wie von Ungeziefer
- Ohrgeräusche: Sausen, Brummen, Summen
- Magere, schwache, ausgetrocknet aussehende Frauen
- Fortschreitende Abmagerung
- Verwelktes, ausgetrocknetes, vorzeitig gealtertes Aussehen
- Altersverfall
- Gebeugte Haltung
- Zunge: auffallend trocken, roter Mittelstreifen, Zungengeschwüre, Papillen schmerzen wie wund, Zungenspitze rot und schmerzhaft
- Stottern
- Halsweh beim Schlucken
- Kehlkopfentzündung bei Rednern
- Plötzlicher Stimmverlust
- Heben der Stimme verursacht Husten
- Verlangen: deftiger Käse, Fett, Salz, aber vor allem Süßigkeiten
- Magenschmerzen mit reichlichem Aufstoßen
- Explosives Aufstoßen
- Explosive Blähungen
- Durchfall durch Erregung vor Theaterbesuchen, Verabredungen, Arztbesuchen, Prüfungen
- Schweißausbruch bei Angst
- Ödematöse Schwellungen in den Beinen und am Bauch (Aszites)

Calcium carbonicum (Austernschalenkalk)

„Begrenzung und Unbeweglichkeit."

● Substanz

Die Auster (Ostrea edulis) ist eine Muschel, die hart, kantig und plump aussieht. Der größte Teil der Muschelschale besteht aus übereinander gelagerten Kristallen des Kalkminerals Aragonit. Aus diesem kristallinen Carbonat ist „Calcium carbonicum" hergestellt. Umhüllt die Muschel einen Fremdkörper, der zwischen Mantel und Schale eingeschlossen wurde, mit Aragonitkristallen, so entsteht eine Perle. Seit Jahrtausenden gelten Perlen als Symbol der Liebe, des Glücks und des Wohlstands.

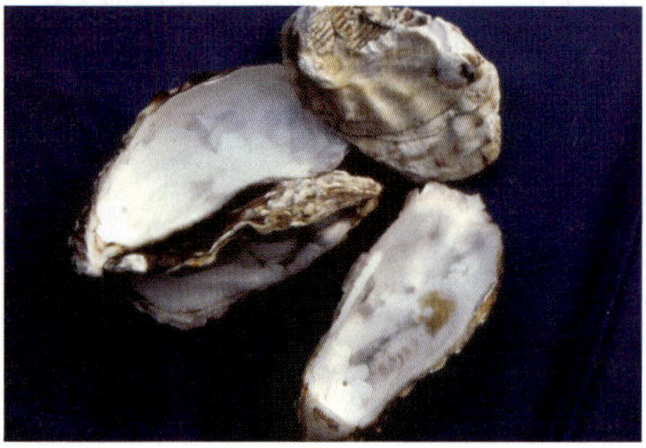

Austern mit Perlmuttschicht. (Foto DHU)

Austern sind Hermaphrodite, das heißt, sie können das Geschlecht wechseln. Die Auster verwandelt sich im Frühjahr ganz einfach in ein Weibchen, verschmilzt zwei gegengeschlechtliche Zellen aus eigenem Bestand und laicht ca. 2 Millionen Eier ab. Diese Jungen schwimmen mit dem Wimperlappen, der zwischen den zwei Schalen hervorragt, munter im Wasser umher. Sehr schnell erlischt aber die Beweglichkeit der Tiere, denn das zunehmende Gewicht der Schale und des Körpers überwindet die schwachen Flimmerhaare und die junge Auster sinkt zu Boden, um dort Fuß zu fassen, wo sie eben hinfällt. Dann heftet sie sich mit so genannten Byssusfäden an geeignete Felsen und klebt ihre Schalen mit einem selbst hergestellten Kitt fest. Im weiteren Verlauf ihres Lebens verlässt die Auster ihren Platz nie mehr.

Dies lässt schon erahnen, dass es sich beim Calcium-Menschen um heimatverbundene, ortsgebundene Menschen handelt, die nicht gerne reisen – und so findet man es auch beschrieben: „Will nach Hause gehen, geht ungern weg zum Einkaufen, ist außer Haus desorientiert, hat es eilig wieder nach Hause zu kommen." Bei näherer Betrachtung entdeckt man, dass die Regungslosigkeit eine Anpassung an eine besondere Form des Lebens ist. Muscheln sind Filtrierer, sie entnehmen dem Wasser nicht nur Sauerstoff, sondern auch Nahrung. Hierzu

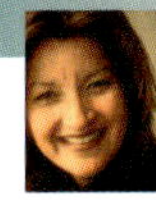

müssen sie sich nicht bewegen, sondern können einfach auf der Seite liegen bleiben. Fernsehapparate und Sofas bieten geradezu die ideale Lebensbedingung für Calcium-Typen!

Beschreibung des Typs

Das Calcium-Kind

Manche Eltern mögen sich über ihr Calcium-Kind wundern, das einfach nicht laufen will, bei Radtouren vom Fahrrad absteigt und eigensinnig schreiend stehen bleibt, als verlange man Unmögliches. Man kann es buchstäblich im Garten auf eine Decke setzen, um es dort Stunden später wieder abzuholen. Es wird sich selbst genügen und sich kaum vom Fleck bewegen – im Gegensatz zu einem Sulfur-Kind (s. Seite 151), das mittlerweile die Topfpflanzen umgetopft hat … Aber am allerliebsten sitzt es später essend vor dem Fernseher.

Calcium-Kinder haben großes Verlangen nach Süßigkeiten.

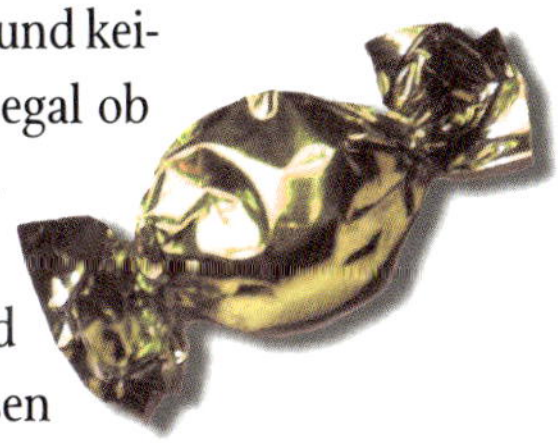

Wie die Muschel, die alles in den Mund gespült bekommt und keine große Wahlmöglichkeit hat, essen Calcium-Kinder alles: egal ob Sand, Dreck, Farbe, Seife – alles wird in den Mund gestopft. Am häufigsten findet man jedoch großes Verlangen nach Eiern, Nudeln, Brot, Kartoffeln, Tomatensoße, Ketchup und natürlich Eis und Süßigkeiten, die sie in großen Mengen essen könnten, wenn die Mütter es erlauben würden. Von einer Tafel Schokolade bleibt jedenfalls kein Rest übrig.

Im Allgemeinen sind Calcium-Kinder gut zu haben, aber wehe es läuft ihnen etwas gegen den Strich, so wird ein Calcium-Kind seinen Zorn nicht verheimlichen. Geänderte Pläne sollte man ihnen deshalb rechtzeitig mitteilen. Calcium-Kinder verweigern normalerweise alles Neue, egal ob es sich um ein Nahrungsmittel oder um neue Kleidung handelt. Sie können äußerst eigensinnig sein, und Eltern von Calcium-Kindern werden von ausufernden Diskussionen berichten, die an der Tagesordnung sind. Wenn sie wütend sind, brüllen und stampfen sie mit den Füßen, mehr als jeder andere Arzneimitteltyp. Die Anfälle dauern in der Regel so lange, bis die Eltern nachgeben und das Spiel somit ein für allemal verloren haben, denn Eigensinn ist das Zeichen des grundsätzlich starken Charakters des Kindes. Am besten eignen sich Ablenkungsmethoden, um solche Situationen zu beenden.

INFO

Calcium-Menschen sind höchst unflexibel für spontane Änderungen. Man muss ihnen alles vorher sagen und ankündigen.

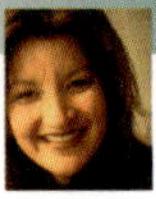

Schnelligkeit gehört nicht zu den Stärken des Calcium-Kindes und so kann es vorkommen, dass es deshalb oft kritisiert und auch ausgelacht wird. Dies ist so ziemlich das Schlimmste, was Calcium passieren kann, denn es wird sich zurückziehen und traurig und still werden. Solche Calcium-Kinder scheinen dann unkommunikativ und schweigsam. Es scheint, als ob sich nun die Traurigkeit mit dem Eigensinn gepaart hätte. Sie weigern sich hartnäckig zu antworten.

Auffällig ist bei Calcium-Kindern, dass sie schon recht früh selbständig essen wollen und oft sogar ihre Sauberkeitserziehung selbst „in die Hand" nehmen.

Calcium-Kinder haben viele Ängste, vor allem im Dunkeln. Aber auch Spinnen und Insekten können sie in hysterisches Geschrei ausbrechen lassen. Schlimme Geschichten, unheimliche Filme, Masken und dergleichen empfinden die Kinder als bedrohend und wollen nicht mehr alleine ins Bett gehen.

Die Gelehrten streiten sich, welche Eigenschaften eines Menschen nun angeboren oder umweltbedingt sind. Tatsache ist bei Calcium-Menschen, dass sie am liebsten zu Hause sind. Dies kann angeboren sein, aber auch erworben. So kann ein ängstliches, schüchternes Kind eine schlechte Erfahrung gemacht haben und zum Beispiel geschlagen worden sein – mit dem Erfolg, dass die daraus resultierende Angst seinen Aktionsradius verkleinert. Einmal eingeschüchtert, sitzt es nun am liebsten in seinem Zimmer. Eine Gabe Calcium carbonicum kann diese Grenze wieder öffnen und die Kinder gehen wieder nach draußen und trauen sich wieder mehr zu.

Der Calcium-Erwachsene

Die Auster ist fast völlig unabhängig – sie muss nur auf einen festen Untergrund fallen, auf dem sie sich verankern kann, und nicht auf den Sand. Auch der Calcium-Mensch ist auf seine Unabhängigkeit bedacht. Er legt großen Wert auf die Erledigung seiner täglichen Arbeit und wird darin nur sehr ungern unterbrochen.

INFO

Das Motto des Calcium-Typs: Arbeit ist die Erfüllung, Freizeit muss durch Arbeit verdient werden, ich muss geben und darf nichts fordern.

Der Calcium-Mensch möchte seine Arbeit gut machen und kann sogar regelrecht arbeitswütig werden. So wird die Erfüllung von Pflichten und Arbeitsanweisungen sein Lebensinhalt. Er kann sich sehr schlecht entspannen, kaum Urlaub machen und hat ein großes Bedürfnis danach, anderen nützlich zu sein. Wenn er unter Versagensangst leidet, können sich seine Anstrengungen noch verstärken. Diese Menschen wachen nachts auf und denken an nichts anderes als an ihre Arbeiten, die am nächsten Tag zu erledigen sind. Calcium-Menschen erledigen auch noch die Arbeit von anderen. Hierzu gehören auch viele Mütter, die ihren Kindern und ihren Männern alle Arbeiten abnehmen. Calcium-Menschen wollen sich ständig nützlich machen. Sie gönnen sich keine Erholung, weil ihnen das ein Gefühl der Wertlosigkeit sowie tiefe Schuldgefühle beschert.

Außer ihrer Arbeitssucht können Calcium-Menschen noch zu anderen Süchten neigen: Fresssucht, Magersucht, Kaufsucht oder Fernsehsucht.

Calcium-Menschen gehören nicht gerade zu den verschmusten Typen, sie beziehen ihre Befriedigung aus der Bewunderung und Achtung ihrer beruflichen Rolle. So wie ein Calcium-Patient es einmal ausdrückte: „Ich nehme meine Frau schon gerne in die Arme, wenn es gerade nichts zum Arbeiten gibt." Spielen fällt Calcium-Menschen oft schwer, da dies oft als reine Zeitverschwendung gesehen wird.

Calcium-Menschen sind sehr um ihr öffentliches Ansehen besorgt und was andere über sie sagen oder denken.

Calcium-Menschen können eine große Angst vor Armut haben, die aber eher durch ihr großes Bedürfnis nach Unabhängigkeit kommt. Überhaupt sind sie sehr ängstlich, und nicht selten wird eine Balkontür verbarrikadiert, damit keine Mäuse oder Ratten ins Haus kommen können. Calcium-Menschen machen sich viele Sorgen um ganz alltägliche Dinge: „Wenn ich nun krank werden würde, wie schaffe ich es, die Rechnungen zu bezahlen, reicht das Essen für alle, was ist, wenn ein Unfall passiert, was ist, wenn der Bus Verspätung hat, bekomme ich auch die Krankheit, die meine Freundin hat ..." usw. Angst vor Unbekanntem und Angst um die Zukunft kann einem Calcium-Menschen das Leben sehr schwer machen. Angst vor Hunden, Mäusen, Spinnen, Wespen, Bienen, im Dunkeln sind nur weitere Beispiele aus der reichen Palette der Ängste eines Calcium-Menschen. Er gilt wohl als der ängstlichste Typ aller bekannten Arzneimittel. Selbst

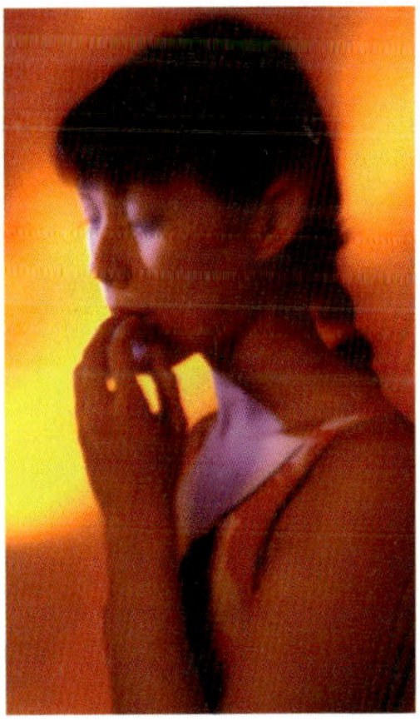

Calcium carbonicum ist ein sehr ängstlicher Typ.

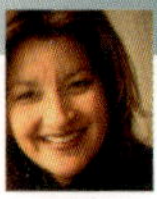

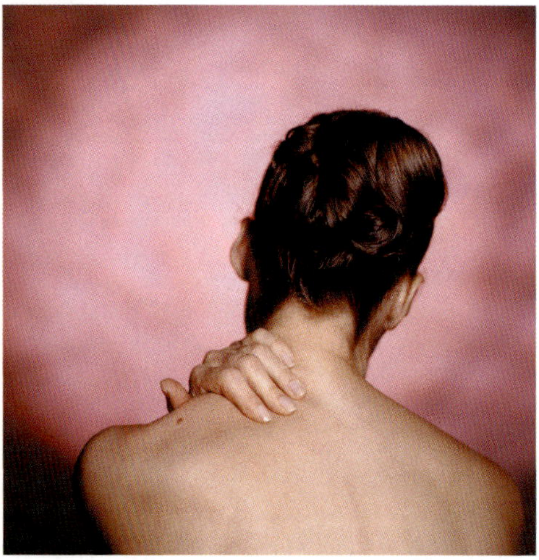

Die Angst sitzt ihm im Nacken – Muskelverspannungen sind typisch für den Calcium-carbonicum-Typ.

Nachrichten im Fernsehen kann er kaum anschauen, da ihn das alles viel zu sehr beschäftigt. Die Bilder, die er gesehen hat, tauchen immer wieder auf.

Calcium-Menschen sind sehr verschlossen und über ihre Gefühle sprechen sie nicht, oder nur sehr ungern. Der Calcium-Mensch möchte ein Bild der Unabhängigkeit und der Leistungsfähigkeit abgeben. Gefühle wie Kummer und Zorn wird er für gewöhnlich unterdrücken und er erscheint deshalb meistens heiter und nett. Sein innerer Zorn äußert sich oft in Muskelverspannungen. Ausgelöst wird sein Zorn hauptsächlich dadurch, wenn andere Menschen sich nicht an bestimmte Regeln halten und ihren Verantwortungen nicht nachkommen.

Interessant sind die vielen Herzprobleme von Calcium-Menschen, ihre große Angst vor Herzkrankheiten sowie ihre Abneigung gegen längere Spaziergänge. Man findet in der Literatur sogar wortwörtlich: Abneigung gegen frische Luft, Spazierengehen ist verpönt.

• Dosierung

Einmalgabe: C 30, C 200 oder C 1000.

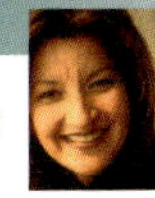

Auswahl charakteristischer Calcium-carbonicum-Symptome

Gemütssymptome

- Arbeitswut, stürzt sich in Arbeit, um eigenen Wert zu beweisen und um Anerkennung zu finden
- Unterdrückung eigener Gefühle durch Erwartung anderer (Eltern, Lehrer): „Tu, was ich dir sage."
- Folgen emotionaler oder körperlicher Begrenzungen, z. B. Schläge
- Druck, gute Leistungen vollbringen zu müssen
- Perfektionismus am Arbeitsplatz
- Wollen unabhängig sein
- Unsicherheit, geringes Selbstbewusstsein
- Fühlen sich übergangen
- Angst vor Unbekanntem, Gewohnheitsmensch, mag keine Veränderung
- Angst, von anderen bewertet zu werden
- Angst, Fehler zu machen
- Fühlt sich ständig beobachtet
- Geistige Erschöpfung, kann nicht mehr denken, nicht mehr rechnen
- Langsamkeit der Auffassung und Arbeitsweise (schwer von Begriff)
- Reizbarkeit, Wutanfälle, stampfen und brüllen mit größter Ausdauer
- Zorn, Jähzorn
- Widerspenstig, starrsinnig, eigensinnig
- Sieht einem fest in die Augen, weicht dem Blick nicht aus (Charakterstärke)
- Neigung zu Suchtverhalten:
  Essstörungen (Magersucht, Bulimie, Fettsucht)
  Tabak, Koffein, Süßigkeiten
  Fernsehen
  zwanghaftes Einkaufen
- Bei Kindern: Lesestörung, Lernprobleme, Antriebs- und Ausdauerstörungen bis hin zu geistiger Behinderung

Körperliche Symptome

Bei Kindern:

- Viele Probleme mit den Ohren, Mittelohrentzündung
- Reichlicher Kopfschweiß: beim Trinken (Säuglinge), während Zahnung
- Langsames, schwieriges Zahnen
- Daumenlutschen, Schnuller, Nägelkauen
- Haaredrehen

Bei Erwachsenen:

- Schwindel an hochgelegenen Orten, beim Bergsteigen, beim Herabschauen, auf einer Leiter, bei raschem Kopfdrehen
- Schweiß am Kopf und am Rücken: beim Schlaf, wenn ihm zu warm ist
- Augen tränen in frischer Luft
- Schnupfen, sobald in kalter Luft läuft klarer Schleim
- Zucken in den Gesichtsmuskeln
- Isst zu viel, wird zu dick, Fettsucht
- Große Trägheit und Schwerfälligkeit
- Schläfrigkeit nach dem Essen
- Atemnot beim Treppensteigen, schnell erschöpft
- Kalte, feuchte Füße
- Rheumatismus
- Kein fester Händedruck, Hand weich, warm, feucht, lasch
- Vorzeitige Ejakulation
- Häufige Regelblutungen (Metrorrhagie)
- Myome (Gebärmutter)

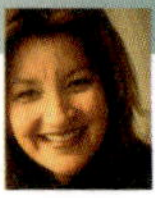

Gelsemium (Wilder, Gelber Jasmin)

„Schwäche, Zittern, Lähmung."

• Substanz

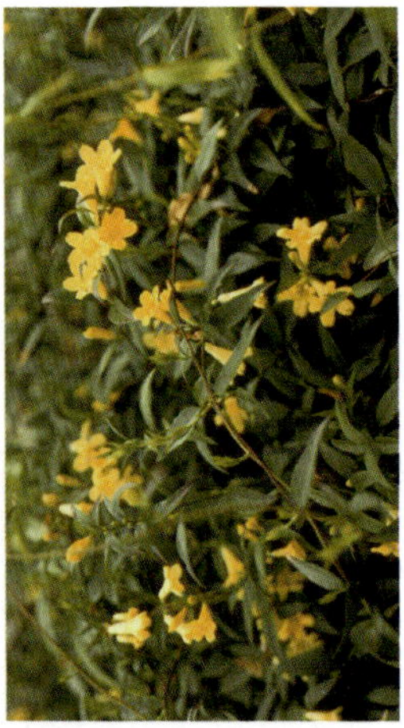

Gelsemium (Foto DHU)

Der wilde Jasmin ist eine Schlingpflanze, die während ihrer Blüte von März bis Mai einen angenehmen Duft verbreitet. Sie gehört zu den Giftpflanzen und ist im Süden Nordamerikas beheimatet, wo sie an Flussufern wächst.

Gelsemium hat eine ausgesprochene Wirkung auf das Nervensystem mit Lähmung der willkürlichen und unwillkürlichen Muskulatur, der Muskeln von Augen, Extremitäten und Sphinkteren (Schließmuskeln) sowie der Sinusknoten am Herzen. Bis D 3 ist Gelsemium verschreibungspflichtig.

• Beschreibung des Typs

Ihr Temperament ist nervös, hysterisch, reizbar und empfindlich. Wie Argentum nitricum haben Sie große Angst vor Prüfungen und bekommen davor Durchfall. Durch jegliche Furcht fühlen Sie sich wie gelähmt und zittern. Sie fürchten sich vor dem Auftreten in der Öffentlichkeit und sind sehr schüchtern. Sie haben eine Abneigung gegen Gesellschaft und möchten lieber Ihre Ruhe haben – aber gleichzeitig haben Sie Angst, alleine zu sein.

Sie fühlen sich feige, verabscheuen Ihre eigene Feigheit und bezeichnen sich selbst als Angsthasen. Sie fühlen sich wie ein Kind, das sich an der Mutter festklammern muss, weil es Angst hat, zu fallen. Es tut Ihnen deshalb gut, wenn Sie von jemandem festgehalten werden. Ein Behandler, der Ihnen Mut macht und Ihnen Bestätigung gibt, ist genau das, was Sie brauchen.

Wie Natrium chloratum können Sie nicht weinen. Schwermut, Depression und Traurigkeit bis hin zu Suizidgedanken haben Sie befallen.

• Dosierung

Einmalgabe von C 30, C 200 oder C 1000; Q 12 Tropfen 1- bis 3-mal täglich.

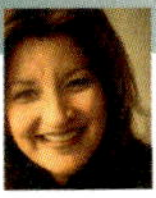

Auswahl charakteristischer Gelsemium-Symptome

Gemütssymptome

- Feigling, der seine eigene Feigheit verabscheut
- Lähmung durch Furcht, beispielsweise bei Gedanken an eine Prüfung, vor Zahnarzt- oder Arztterminen, vor dem Auftreten in der Öffentlichkeit
- Furcht mit Zittern
- Furcht, die Selbstbeherrschung zu verlieren (fängt innerlich an zu zittern und die Sprache versagt; kann nicht denken und die Aufmerksam auf etwas richten)
- Furcht vor dem Tod und vor Schlaf (denkt, das Herz könnte aufhören zu schlagen, wenn man sich nicht bewegt)
- Furcht vor dem Alleinsein
- Furcht zu fallen – wie ein Kind, das sich an der Mutter festhält (will gehalten werden)
- Furcht vor der eigenen Furcht und vor Geisteskrankheit
- Furcht vor Abwärtsbewegung
- Furcht vor Wasser
- Angst vor einer Verabredung, beispielsweise wenn eine Zeit festgesetzt ist
- Angst um die Gesundheit
- Angst um die Zukunft
- Erregung nach schlechten Nachrichten
- Beschwerden nach (!) dem öffentlichen Auftreten
- Gedächtnisverlust, mit Kopfschmerzen
- Gedächtnisschwäche bei geistiger Arbeit
- Verschlechterung durch geistige Anstrengung
- Kummer, kann aber nicht weinen
- Verlangen nach Licht
- Will seine Ruhe haben
- Schwermut, Depression, Traurigkeit
- Niedergeschlagen durch Sonnenhitze oder im Sommer
- Selbstmordneigung durch Herabstürzen

Körperliche Symptome

- Lähmung verschiedener Muskelgruppen (Augen, Hals, Brustkorb, Kehlkopf, Extremitäten, Schließmuskeln)
- Taubheitsgefühl in den Fingern, Händen, Füßen
- Zittern des Kinns, aber auch des ganzen Körpers
- Schwindel bei schnellen Kopfbewegungen, mit Fallen nach hinten
- Dem Kind wird schwindlig, wenn es getragen wird, und es klammert sich an der Mutter fest
- Schwindel vom Hinterkopf ausgehend, wie betrunken
- Ohnmacht vor Prüfungen
- Ohnmacht nach schlechten Nachrichten
- Mangelnde Muskelkoordination, Erschlaffung der Muskeln, Krämpfe
- Blindheit vor Beginn der Kopfschmerzen, Doppeltsehen bei Kopfschmerzen
- Föhnkopfschmerz
- Hinterkopfschmerzen
- Migräne mit Schwindel, Trübsichtigkeit, Doppeltsehen
- Kopfschmerzen durch Tabak, Sonne, Hitze
- Gefühl eines Bandes um den Kopf
- Extreme Abgeschlagenheit und Erschöpfung, Erschlaffung der Muskeln, hat nicht die Kraft, den Kopf aufrecht zu halten, Herabfallen der Lider, Lähmung der Oberlider, kann die Augen kaum öffnen
- Unwillkürlicher Harn- und Stuhlabgang
- Dumpfer, trüber, berauschter Gesichtsausdruck
- Schleier vor den Augen
- Stimmverlust nach Schreck, durch Lähmung
- Gefühl, als würden die Glieder von elektrischem Strom durchflossen

Depressionen

Nicht immer geht es im Leben glatt. Das Ende einer großen Liebe, den Verlust des Partners durch Tod, eine Kündigung oder sonstige größere Belastungen werfen fast jeden Menschen in seinem Leben mal aus der Bahn. Solche depressiven Phasen gehen in der Regel wieder vorbei. Bei einer echten Depression ist das nicht der Fall. Diese kann über Wochen, Monate oder sogar auch Jahre andauern. Die Weltgesundheitsorganisation (WHO) betrachtet das Leiden, das rein statistisch jeden Zehnten trifft, als die belastendste Krankheit überhaupt.

Weil depressive Verstimmungen auch bei „normalen" Menschen vorkommen, wird eine schwere Depression oft nicht gleich als solche erkannt; der Betroffene wird dann mit guten Ratschlägen überschüttet wie: „Das geht wieder vorbei, reiß Dich ein bisschen zusammen!" Aber diese Sätze helfen bei einer echten Depression nichts – der Depressive findet keine Freude mehr, nichts von all den Dingen, die ihm sonst das Herz erfreuen konnten, dringen in seine Welt ein. Er verfällt ins Grübeln, Hoffnungslosigkeit und Hilflosigkeit scheinen die einzigen Begleiter zu sein. Innere Leere, Schuld, Angst und Verzweiflung machen das Leben zu einer Qual. Oft können die Depressiven nicht einmal formulieren, um was sich ihre Gedanken genau drehen. Die Gedanken springen hin und her und alles erscheint traurig, egal und sowieso sinnlos. Sie vermeiden Kontakte, stellen ihre Hobbys ein, können ihre Arbeit nicht mehr bewältigen und bleiben vielleicht den ganzen Tag in ihrem Bett. Mancher versucht, seine Stimmung mit Alkohol und Tabletten aufzuhellen, und wird dann auch noch süchtig.

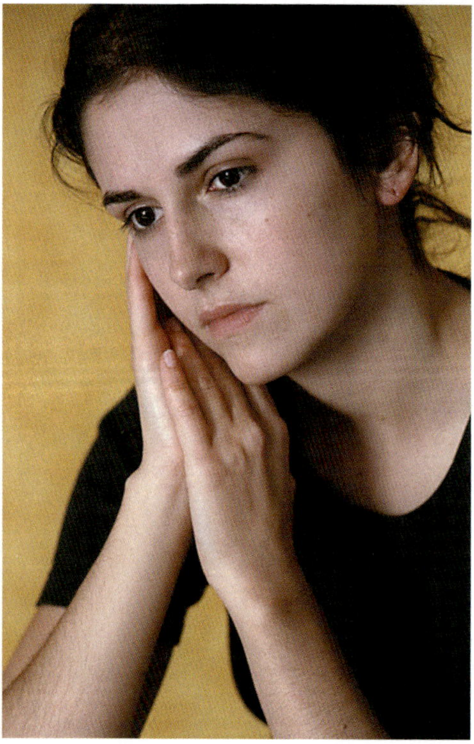

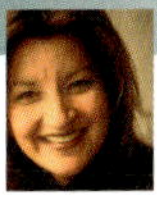

Gut zu wissen

Leiden Sie unter Depressionen?

Folgende Fragen helfen, eine eigene Gefährdung zu erkennen:

- Können Sie sich noch freuen?
- Fühlen Sie sich seit einiger Zeit ständig traurig und niedergeschlagen?
- Haben Sie an Hobbys oder Tätigkeiten, die Sie früher gerne gemacht haben, das Interesse verloren?
- Fällt es Ihnen schwer, Entscheidungen zu treffen?
- Neigen Sie in letzter Zeit vermehrt zum Grübeln?
- Empfinden Sie Ihr Leben als sinn- und hoffnungslos?
- Fühlen Sie sich wertlos, als Versager und an allem schuldig?
- Fühlen Sie sich müde und erschöpft?
- Fühlen Sie eine innere Leere?
- Sind Sie unkonzentriert, können Sie sich nichts mehr merken?
- Sind Sie manchmal so verzweifelt, dass Sie am liebsten „Schluss machen" würden?
- Können Sie seit längerer Zeit schlecht schlafen?
- Haben Sie Ihr sexuelles Interesse verloren?
- Spüren Sie irgendwelche Schmerzen, einen Druck auf der Brust?
- Haben Sie wenig Appetit, haben Sie an Gewicht verloren?

Unterschiedliche Formen

Depressionen äußern sich auf unterschiedlichste Art und sind häufig nicht auf den ersten Blick als solche zu erkennen. Man unterscheidet:

- Die psychogene Depression entsteht durch eine seelische Belastung, meistens als Reaktion auf eine bestimmte Lebenssituation oder ein Ereignis (reaktive Depression). Dazu zählen z. B. der Tod eines nahe stehenden Menschen, Trennung vom Partner, Verlust des Arbeitsplatzes oder belastende Änderung der Lebensumstände.
- Die endogene (von innen kommende) Depression scheint ohne erkennbaren Anlass wie aus „heiterem Himmel" zu kommen.
- Die versteckte (larvierte) Depression verbirgt sich hinter körperlichen Symptomen, für die meist keine organische Ursache gefunden werden kann. Die körperlichen Symptome können sehr vielfältig sein, z.B. Kopfschmerzen, Herzbeschwerden oder Verdauungsstörungen.

INFO

Die Grenze zwischen einer Depression und einer vorübergehenden depressiven Verstimmung ist nicht immer leicht zu ziehen.

INFO

Viel zu wenig beachtet wird, dass Depressionen handfeste Vergiftungen sein können mit Quecksilber, Arsen, Aluminium, Palladium, Platin, Blei usw., welche nicht durch „positives Denken“ behoben werden können!

- Infolge von Krankheitsprozessen (z. B. Vergiftungen) kann es ebenfalls zu Depressionen kommen.
- Auch Lebererkrankungen und eine gestörte Verdauung können eine Depression begünstigen.
- Ein gestörter Hormonhaushalt kann ebenfalls an der Entstehung von Depressionen eine Rolle spielen. So können in den Wechseljahren Depressionen auftreten (klimakterische Depression) und nach der Geburt eines Kindes (Wochenbettdepression).
- Die so genannte „Winterdepression“ ist vielen Menschen bekannt, die unter der sonnenarmen Jahreszeit leiden. Mit Beginn des Frühlings verschwinden die Symptome wieder.
- Vereinsamung im Alter kann zu einer Altersdepression führen.

Nach dem Psychotherapeuten Fritz Riemann (1902–1979) ist für die depressiven Persönlichkeiten charakteristisch, dass sie die Welt mit Forderungscharakter erleben, so, als ob die ganze Welt etwas von ihnen haben wolle. Die Angehörigen wollen geliebt, Bücher wollen gelesen werden, die Sonne will, dass man sich über sie freut, und so scheint der depressive Mensch zwischen lauter geöffneten, fordernden und habenwollenden Mäulern zu stehen, die ihn schließlich ganz zu verschlingen drohen. Für den Depressiven ist der Forderungscharakter der Welt die einzige Wirklichkeit.

Solange sie andere Menschen versorgen können, ist ihre Welt in Ordnung, da dies ihnen das Gefühl gibt, gebraucht zu werden – darin sehen sie ihren Sinn und ihre Lebensberechtigung. Bei Wegfall der Forderung droht das Nichts, denn sie haben nie gelernt, eigene Wünsche wahrzunehmen und ein eigenständiges Ich zu entwickeln. Der Depressive will dem Du möglichst nahe sein, ist sehr anhänglich und will das Du an sich binden. Er erscheint wie ein Kind, hilflos, und darf nicht verlassen werden.

Ein Depressiver bezieht seine einzige Lebensberechtigung daraus, für andere da zu sein und sie zu versorgen. Ein solcher Mensch neigt dazu, sich chronisch überfordern zu lassen, weil er nicht „Nein“ sagen kann. Er sieht immer einen Berg von Forderungen vor sich, ohne zu realisieren, dass diese Forderung aus ihm selbst kommt.

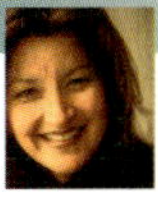

Behandlung einer Depression

Achtung!

Patienten mit einer schweren Depression gehören auf jeden Fall in professionelle Behandlung! Daher sollten sich diese Patienten nicht selbst behandeln, sondern einen professionellen Homöopathen aufsuchen!

Gut zu wissen

Homöopathie

Diese Homöopathika können bei Depressionen eingesetzt werden:

- Aurum (s. Seite 47), das Hauptmittel für Depressionen mit Suizidgedanken!
- Silicea (s. Seite 112)
- Cimicifuga (s. Seite 115)
- Calcium carbonicum (s. Seite 100)
- Pulsatilla (s. Seite 61)
- Staphysagria (s. Seite 56).

Psychotherapie

Die Aufgabe des Depressiven ist, sich selbst spüren, annehmen und lieben zu lernen. Sie müssen lernen, ihre eigenen Bedürfnisse zu erkennen und zu akzeptieren. Daher kann eine psychotherapeutische Verhaltenstherapie unterstützend wirken.

Aromatherapie

Wohlriechende Düfte eignen sich sehr gut zur begleitenden Behandlung von leichteren Depressionen. Anregend und stimmungshebend wirken besonders Bergamotte, Orange, Zitrone.

Die Essenzen können in der Duftlampe verwendet werden, eignen sich jedoch auch gut als Badezusatz (einige Tropfen in Milch oder Sahne verrühren, ins Badewasser geben).

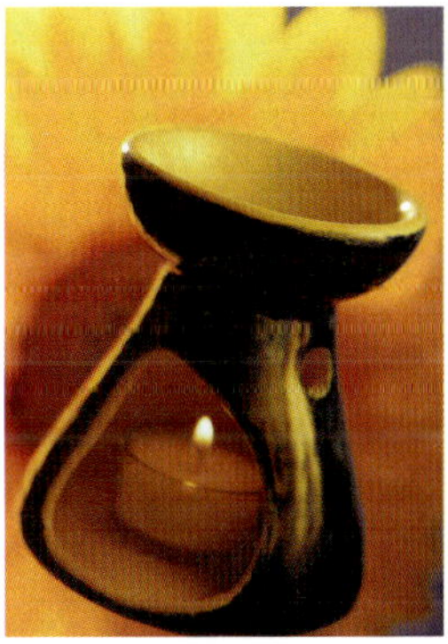

Wohlriechende Düfte helfen, die Stimmung zu verbessern.

Farbtherapie

Orange ist die wichtigste Heilfarbe bei Melancholie und depressiven Verstimmungen. Sie vermittelt Lebensfreude, wirkt öffnend und aktivierend.

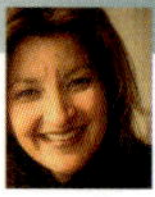

Silicea (Kieselsäure, Kieselerde)

„Ausschaltung des eigenen Erlebens."

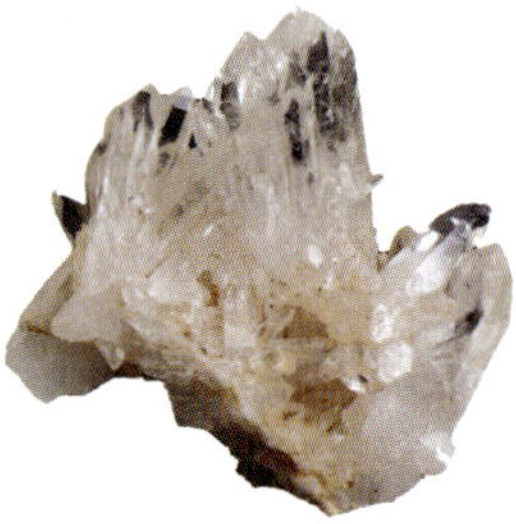

Bergkristall enthält Silicium. (Foto Gudjons)

INFO

„Hülle" oder „Stütze" sind die zentralen Begriffe der Kieselsäure.

• Substanz

Kieselsäure ist die wasserhaltige Form der Verbindung des Elements Silicium mit Sauerstoff. Kieselerde ist ebenfalls eine Silicium-Sauerstoff-Verbindung, jedoch ohne Wasser.

Silicium, der wesentliche Bestandteil der Kieselsäure, ist nach Sauerstoff das zweithäufigste Element der Erdkruste. In der Natur kommen Siliciumatome nie elementar vor, sondern immer gebunden in anorganischen Mineralien, z. B. im Quarz oder in den Silicaten (Beryll, Olivin, Feldspat, Glimmer, Turmalin). Etwa 90% der Erdkruste besteht aus Siliciummineralien. Auch im Tier- und Pflanzenreich findet sich Silicium, beispielsweise bei Kieselalgen oder in den Zellwänden von Gräsern und Schachtelhalmen. Im menschlichen Körper kommt Silicium in allen Bindegewebsstrukturen und damit in fast allen Organen vor.

• Beschreibung des Typs

Die Menschen werden nicht an dem Tag geboren,
an dem ihre Mutter sie zur Welt bringt,
sondern wenn das Leben sie zwingt,
sich selbst zur Welt zu bringen.

Gabriel García Márquez

Zu erfüllen, was der andere erwartet, scheint für Silicea das höchste Glück zu bedeuten. Die Zustimmung und Bestätigung durch den anderen sichert die eigene Lebensberechtigung. Er fühlt sich für alles verantwortlich, alles macht ihn betroffen und scheint ihn zu betreffen. Wenn eine Beziehung schlecht läuft, gibt sich Silicea die Schuld und denkt, nicht genügend getan zu haben. Seine Struktur kann ihn nicht sehen lassen, dass der andere auch eine Verantwortung hat. Man könnte fast meinen, dass er insgeheim denkt, dass ohne ihn nichts läuft. Silicea versucht, selbst Erwartungen zu erfüllen, die von den anderen gar nicht geäußert wurden.

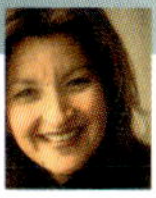

Das eigene Erleben wird völlig ausgeschaltet und was irgendwann übrig bleibt, ist die Enttäuschung über das vorübergezogene Leben. Angst vor dem Ungewissen und Unsicherheit hält Silicea davor zurück, beispielsweise eine Ausbildung zu machen, eine berufliche Aufstiegschance wahrzunehmen, schwimmen zu lernen oder den Führerschein zu machen. Silicea versucht, die Konfrontation zu meiden. Schüchternheit, Mutlosigkeit und Angst vor Misserfolg grenzen sein bekanntes Umfeld ein. Innerhalb dieser Grenze liegt er wie das Kind in seiner Wiege. Er hängt sehr an seiner Umgebung, seinem Zuhause. Wenn er es je einmal verlassen muss, leidet er unter schrecklichem Heimweh.

Er fürchtet Herausforderungen, weil er sich und seinem Geist nichts zutraut und er davon überzeugt ist, dass er versagen wird. Dabei ist Silicea – wie auch alle anderen Typen – zu absoluter Genialität fähig. Wenn er sich nur trauen würde! Sich zu etwas entschließen, ist für Silicea nicht einfach, bedeutet es doch für ihn das Ende. Und dieses möchte er gerne offen lassen. Während Pulsatilla die Verantwortung gerne anderen überlässt, ersetzt Silicea die Verantwortung durch penible Ordnung im Kleinen. Der Kleiderschrank wird bei Silicea aufs Genaueste und Penibelste eingeräumt und nach Art und Farben sortiert, ebenso die Geschirrspülmaschine. Die Teller werden bei den Tellern stehen und die Tassen bei den Tassen. Er fürchtet Schmutz und Bakterien, und mitunter auch Nadeln und spitze Gegenstände.

Silicea wechselt zwischen eigensinniger Reizbarkeit und wehrloser Fügsamkeit. Es kann sein, dass Silicea nicht angesehen und auch nicht angesprochen werden möchte. Bei einem Streit ist Silicea der Vermittler, der beide Seiten versteht und seine eigene Meinung zurückhält. Silicea ist in der Regel sanft, hat einen feinen Charakter und ist sehr intelligent.

Gerade Depressive verfügen häufig über ein geringes Selbstwertgefühl: Silicea kann helfen, mehr Selbstvertrauen, Standfestigkeit und Entschlossenheit am rechten Platz zu entwickeln.

Dosierung

Einmalgabe von C 30, C 200. Achtung: Durch Silicea kann sich ein vorhandener Abszess öffnen, Splitter können beginnen zu wandern.

Auswahl charakteristischer Silicea-Symptome

Gemütssymptome

- Nachgiebigkeit
- Fehlende Standhaftigkeit
- Kein Durchsetzungsvermögen
- Entscheidungsschwäche
- Milder, feiner Charakter
- Streitet ungern
- Kontaktschwierigkeiten, Schüchternheit
- Mutlosigkeit
- Angst vor Misserfolg
- Angst um Kleinigkeiten
- Angst um die Zukunt
- Angst mit großer Unruhe
- Abneigung zu antworten, antwortet immer „Nein"
- Abneigung zu denken
- Gedächtnisschwäche
- Erschrickt bei plötzlichen Geräuschen
- Neigung zum Nägelkauen
- Benommenheit, fühlt sich wie betrunken
- Will nicht berührt werden
- Eigensinnigkeit – auch bei Kindern
- Lampenfieber, Prüfungsangst
- Nervöse Erregung
- Beschwerden durch Erwartung
- Furcht vor Spritzen und Stecknadeln
- Furcht vor Feinden, die ihn verfolgen, vor Räubern, vor Fremden
- Furcht vor Geräuschen, z. B. Sirene, Flugzeug
- Furcht vor Gewitter
- Furcht vor Hunden
- Furcht vor drohender Infektionskrankheit
- Furcht, etwas zu unternehmen
- Furcht vor Verantwortung
- Schwermut, Depression, Traurigkeit, Lebensüberdruss

Körperliche Symptome

- Innerliche Ruhelosigkeit
- Schwindel verschiedener Art
- Kopf: empfindlich gegen kalte Luft
- Kopfschmerzen, Migräne: heftig, periodisch, Scheitel, Hinterkopf, Stirn, oft mit Übelkeit
- Haare spalten sich, Haarausfall beim Kämmen
- Übermäßiger Schweiß am Kopf, in den Achseln und im Nacken
- Eiterung der Lidränder, immer wiederkehrende Gerstenkörner
- Gefühl, als sei etwas Lebendiges in den Ohren, Ohrenfluss, Ohrgeräusche mit Schwerhörigkeit
- Verlust von Geschmack und Geruch
- Chronischer Schnupfen, Heuschnupfen
- Risse in den Mundwinkeln
- Gefühl eines Haares auf der Zunge
- Chronische Hals- und Mandelentzündungen
- Verlangen: Kalte, ungekochte, rohe Speisen
- Abneigung: Fleisch, warme Speisen
- Erbrechen beim Fahren im Auto
- Bauch: groß und gebläht
- Durchfall, mit Schleim oder Verstopfung
- Fissuren und Hämorrhoiden, Analfistel
- Chronische Abszesse, Eiterungen
- Lymphknoten chronisch geschwollen
- Knoten in der Brust
- Nackenschmerzen, Rückgratverkrümmungen (Skoliose), Ischias
- Risse in den Fingerspitzen
- Weiße Flecken auf den Fingernägeln und auf der Haut, Nagelpilz
- Schweißfüße, trotzdem kalte Füße

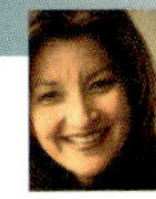

Cimicifuga (Wanzenkraut, Traubensilberkerze, Frauenwurzel)

„Eingesperrt sein."

Substanz

Cimicifuga gehört zu den Hahnenfußgewächsen. Der Name setzt sich zusammen aus lat. Cimex = Wanze und lat. fugare = flüchten. Verarbeitet wird der frische Wurzelstock, der Terpene, Flavone, Alkaloide und Fettsäuren enthält. Einige dieser Inhaltsstoffe haben in Studien hormonähnliche Wirkungen gezeigt. Zu den bekanntesten Anwendungen gehört die Behandlung von Wechseljahresbeschwerden.

Cimicifuga wurde schon von den nordamerikanischen Indianern als Heilpflanze geschätzt. Sie behandelten damit Schlangenbisse und setzten sie zur Geburtserleichterung ein. Bei uns war die Heilkraft der Pflanze lange Zeit in Vergessenheit geraten, und sie wurde als giftig und stinkend beschrieben. Erst im 19. Jahrhundert wurde sie wieder für die Anwendung in der Medizin entdeckt.

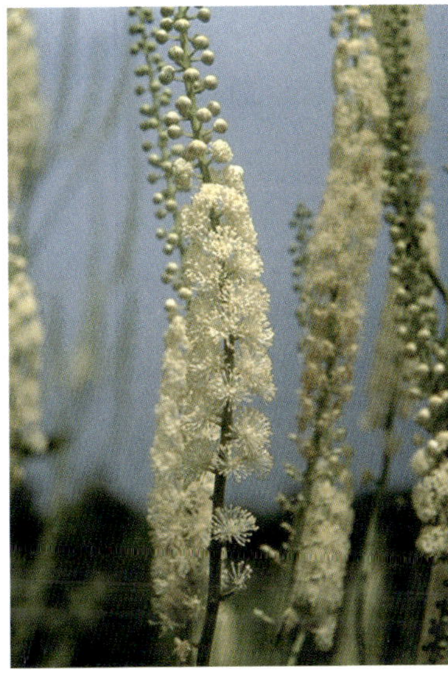

Cimicifuga racemosa

Beschreibung des Typs

Ihr Gesicht ist blass mit dunklen Ringen unter den Augen. Sie sind voller Besorgnis und Ängste und fühlen sich eingesperrt. Bei einer Krankheit sind Sie völlig verzweifelt, ob Sie jemals wieder gesund werden können. Sie leiden unter depressiven Verstimmungszuständen, haben sogar Selbstmordgedanken und fühlen sich, als hätte sich eine schwere, schwarze Wolke auf Sie herabgesenkt. Sie sind reizbar bis hysterisch, erregt und nervös. Sie sind geschwätzig und springen dabei von einem Thema zum anderen. Sie leiden unter Bewegungsdrang und großer Rast- und Ruhelosigkeit. Sie fühlen sich schwach, zittrig und zerschlagen.

Auffällig ist der Wechsel zwischen psychischen und körperlichen Symptomen. Zu Letzteren zählen rheumatische und wirbelsäulenbedingte Muskelschmerzen, Krampfschmerz des Magen-Darm-Kanals und im Bereich der weiblichen Geschlechtsorgane; Regel-Schwangerschafts- und Wechseljahresbeschwerden, Menstruationskopfschmerzen.

Auch im Kopf- und Nackenbereich kommt es zu zahlreichen Schmerzen, mit dem Gefühl, als wäre nicht genug Platz im Kopf. Ständig wiederkehrende linksseitige Migräne mit Depressionen. Heftiger Schmerz in den Augäpfeln, Gefühl, als seien die Augen geschwollen. An den kleinen Gelenken der Hände treten nach der Menopause bzw. nach einer Gebärmutterentfernung Schmerzen auf.

• Dosierung

Einmalgabe C 30, C 200 oder C 1000; oder: Q 12, 1- bis 3-mal täglich 3 Tropfen.

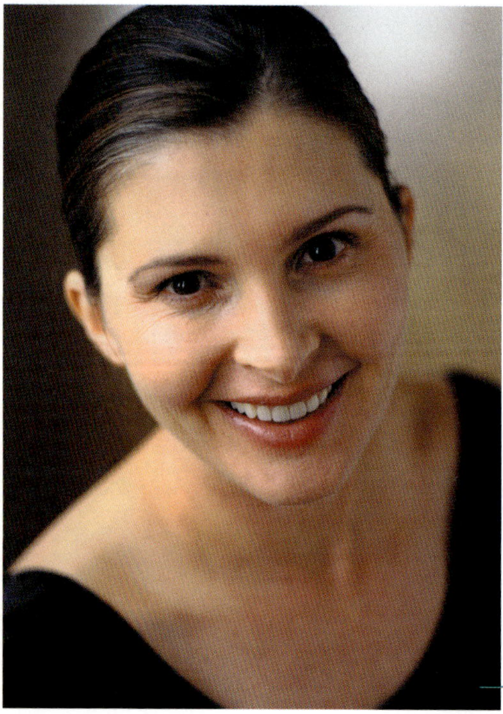

Cimicifuga: Ein Frauenmittel, das nicht nur bei Wechseljahresbeschwerden hilfreich ist.

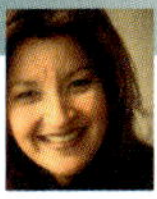

Auswahl charakteristischer Cimicifuga-Symptome

Gemütssymptome

- Schwermut, Depression, Traurigkeit
- Depressionszustände:
  im Klimakterium
  bei Kopfschmerz
  während der Menstruation
  während der Schwangerschaft
- Niedergeschlagenheit
- Selbstmordneigung
- Hochgradige Schwermut, kann nur noch dasitzen und sagt gar nichts
- Verschlechterung der Symptome: durch Bewegung, Furcht, Aufregung, Erkältung
- Träume von bevorstehendem Unheil
- Trübsinn, als läge über allem ein dunkler Mantel, eine schwere, schwarze Wolke
- Teilnahmslosigkeit, hat kein Interesse an häuslichen Angelegenheiten
- Beschwerden durch unglückliche Liebe
- Starke Melancholie, mit Schlaflosigkeit
- Fühlt sich elend und schwermütig, ist ängstlich und weint
- Glaubt, verrückt zu werden
- Furcht vor dem Tod

Körperliche Symptome

- Muskelrheumatismus und rheumatische Lähmung
- „Frauenkrankheiten" (z. B. für Frauen im Klimakterium)
- Nervosität
- Zittrigkeit und Schwächegefühl wie nach Überanstrengung
- Zerschlagenheitsgefühl
- Nackensteifigkeit nach Erkältung
- Kopf wird durch Kontraktion der Nackenmuskeln zurückgezogen
- Heiserkeit
- Frösteln
- Schlaflosigkeit
- Nymphomanie
- Gereizte Stimmung
- Dumpfes Gefühl im Kopf, wie betrunken
- Periodischer Kopfschmerz, als ob der Schädel platzen würde
- Beim Bücken „schwimmt" der Kopf, Gefühl, als ob sich Wogen im Gehirn bewegen
- Gefühl, als öffne sich der Scheitel und ließe kalte Luft herein (Klimakterium)
- Übelkeit
- Völlegefühl im Bauch, kolikartige Blähungen
- Neigung zu Durchfall
- Fehlgeburten
- Blutungen
- Menstruationsbeschwerden mit Kopfschmerzen/Migräne
- Eierstockschmerzen
- Wochenbettpsychose
- Durchfall wechselt mit Rheumatismus
- Verstopfung wechselt mit Durchfall

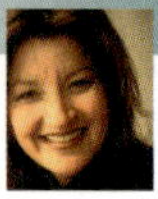

Tod und Trauer

Du bist nun frei und unsere Tränen wünschen Dir Glück.

Goethe

Der Tod. Das Tabu-Thema unserer Gesellschaft. Die Konfrontation mit dem eigenen Tod verschiebt man gewöhnlich auf das Alter. Als junge Menschen schließen wir bestenfalls Lebensversicherungen ab. Besser sollte es eigentlich Todesversicherung heißen, denn das Leben, zumindest in dieser Form, können wir todsicher nicht versichern. Sicherheit ist Tod. Unsicherheit ist Leben.

Wir Menschen begegnen dem Tod auf vielfache Art und Weise. Die Zeit nach einem Verlust wird genauso verschieden erlebt. Die normale Trauer ist keine Krankheit, sondern eine normale Reaktion auf einen Verlust. Immer hinterlässt ein fehlender Mensch einen leeren Fleck in der Welt, der nur sehr schwer wieder zu bevölkern ist. Wenn jemand sehr krank war und einen langen Leidensweg hatte, mag der Tod eine Erlösung sein. Dabei zusehen zu müssen und nicht helfen zu können, machtlos zu sein, gehört mit zu den schlimmsten Gefühlen, die einen an den Rand der Verzweiflung bringen können und von denen man glaubt, dass man sie nicht aushalten kann. Der Schmerz ist schrecklich und es scheint keinen Trost zu geben. Gefühle der Trauer, Angst, Einsamkeit und vielleicht sogar Zorn und Wut, quälende Gedanken können auftauchen, ob man vielleicht noch etwas Wichtiges hätte sagen, besprechen oder fragen müssen oder man sich für etwas hätte noch entschuldigen müssen. Das Weiterleben scheint unmöglich. Die Gedanken wandern in die Vergangenheit, sie besuchen die Plätze, die Momente des Zusammenlebens. Alles tut weh und man glaubt nicht, dass man jemals wieder glücklich werden kann.

Jemanden zu verlieren bedeutet eine dramatische Veränderung im Leben. Neben der Trauer über den Verlust wird man gezwungen sich völlig neu zu orientieren. Man muss sich zurechtfinden, auf eigenen Beinen stehen, Dinge alleine bewältigen. Dazwischen steht der Schmerz, der einen immer wieder zu überrollen scheint. Das ist eine

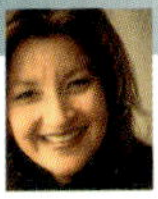

Situation, die große Kraft kostet und wohl überhaupt die am schwersten zu bewältigende Krise in einem Menschenleben darstellt.

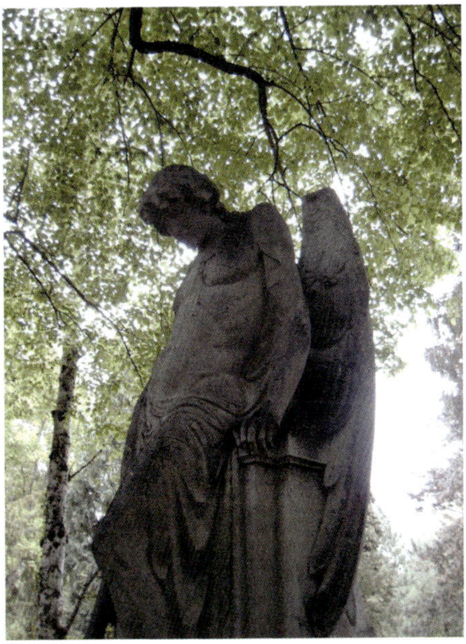

Es ist gut zu wissen, dass die Trauer in Phasen verläuft. Die erste Phase ist die Phase des Nicht-wahrhaben-Wollens. Man ist im Schock und kann es nicht fassen. Die zweite Phase ist die Phase der aufbrechenden Gefühle. Tiefe Verzweiflung, Angst, Hilflosigkeit, Einsamkeit. Auch Gefühle der Schuld und Wut können sich abwechseln. Diese Phase kann lange dauern – bis zu mehreren Jahren – so lange, bis man den Tod akzeptiert hat. Die dritte Phase ist die Phase der langsamen Neuorientierung. In dieser Phase akzeptiert der Trauernde den Verlust und kann beginnen, sich langsam neu zu orientieren. Die Gedanken an den Verstorbenen sind nicht mehr so schmerzhaft und man entwickelt schrittweise ein neues Selbstwertgefühl. In der vierten Phase kann man dankbar und mit Liebe an die gemeinsame Zeit zurückdenken. Man hat das Gleichgewicht wieder gefunden und kann positiv in die Zukunft schauen. Diese Phasen können sich miteinander vermischen, aber jeder Trauernde wird sie ähnlich erleben.

Für jeden Trauernden ist sein Verlust der schmerzlichste. Wie die Menschen nach außen aussehen, sagt nichts über den innerlich erlebten Gefühlszustand aus. Die Beziehung zu dem Verstorbenen ist genauso wie die Persönlichkeit des Einzelnen maßgebend für den Schmerz, der empfunden wird. Ganz besonders wird auch das Alter des Verstorbenen und die Art und Weise des Todes eine Rolle spielen.

Ob unvorbereitet, ob vorbereitet – immer ist es die Konfrontation mit der Endlichkeit. Und wahrscheinlich sind keine anderen Worte so schwer zu begreifen und zu ertragen wie die beiden Worte: „Nie mehr." Genau hier wird der Mensch an seinem wundesten Punkt gefasst. Alles kann man schaffen, fast alles kann man in unserer Gesellschaft kaufen. Aber dem Tod zu begegnen und ihn zu begreifen, lässt oft die selbstbewusstesten Menschen in sich zusammenfallen.

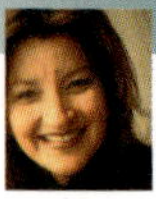

Aus meiner Praxis

Die Geschichte einer Patientin

„Mein Vater erlitt einen Herzinfarkt und wurde bei Eintreffen des Notarztes wiederbelebt. Jedoch vergingen vom Zeitpunkt des Infarktes bis zur Reanimation weit mehr als sechs Minuten. Sein Gehirn erlitt schwere Schädigungen infolge der Sauerstoffunterversorgung. Er lag danach siebeneinhalb Wochen im Koma.

Wie Vater diese Zeit erlebte, blieb uns verborgen. Er war für uns unerreichbar. Was in ihm vorging, konnten wir uns nur in unseren Gedanken ausmalen. Aus dem Koma wurde ein Wachkoma. Mit großen Augen starrte er ins Leere. Er war regungslos – zumindest nach außen. Ich war mir sicher, er konnte hören oder fühlen, wenn die Familie bei ihm war.

Die Krankenhausverwaltung legte uns ans Herz, uns so schnell wie möglich um einen Platz im Pflegeheim zu bemühen. Am Tage, bevor er abgeholt werden sollte, fieberte er hoch. Längst an der Grenze der Belastbarkeit angekommen, hofften wir alle nur noch auf sein baldiges Ende. Zwei Wochen später starb er an einer Blutvergiftung. Es war eine Gnade für Vater und für uns, dass er erlöst wurde.

Neben dem Schmerz über den Verlust unseres Paps war es das Schlimmste, unsere Mutter in ihrer plötzlichen Einsamkeit mit ansehen zu müssen und sie ihr nicht abnehmen zu können. Aber es war für sie eine Chance, neu anzufangen. So habe ich es damals wie heute gesehen. Es war eine unglaubliche Lernaufgabe für mich und meinen Bruder, sie ihren Weg gehen zu lassen, auch wenn sie dabei noch oft nach unserer Hand griff.

Ich lerne dabei, mich abzugrenzen. Jedenfalls bin ich gerade auf dem Weg dazu. Es gibt zu jedem Zeitpunkt Entwicklungschancen, für jeden von uns."

Wir Menschen werden mit der Fähigkeit geboren, um einen Verlust zu trauern. Wir werden aber auch mit der Fähigkeit geboren, einen Verlust anzunehmen und zu überwinden. Die Homöopathie kann helfen, mit schweren Verlusten zurechtzukommen, ohne zu betäuben. Hierzu kommen folgende Mittel infrage:

- Nach dem Tod eines geliebten Partners empfehle ich Ambra (Seite 120). Falls sich Ihr Zustand danach nicht bessern sollte, empfiehlt sich die Einnahme von Ignatia (Seite 50).
- Nach dem Verlust eines Kindes, der Eltern oder Freunde empfehle ich Ihnen, Ignatia oder Aconitum (Seite 92) einzunehmen.

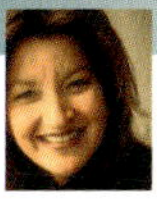

Ambra (Amber grisea, Grauer Amber)

„Den Lebensgeist ermuntern.“

● Substanz

Ambra stammt aus dem Darm des Pottwales, wo es eine Art Umhüllung für die in den Darm gelangten Fremdkörper bildet und mit diesen zusammen wieder in das Meer ausgeschieden wird; dort wird es, in großen Stücken schwimmend gefunden und bildet eine graue Masse, die hauptsächlich als Fixateur bei der Herstellung von Parfüms verwendet wird. Auch in erlegten Pottwalen wird nach Ambra gesucht, jedoch nur in etwa 1 % aller Fälle wird der Stoff gefunden.

Schon seit 500 Jahren wurde Ambra verwendet. Trotzdem blieb die Herkunft und die Beschaffenheit des eigenartigen Stoffes lange Zeit rätselhaft und ist selbst bis heute noch nicht vollständig geklärt.

Ambra wird eingeordnet in die Reihe von Moschus (Sexualsekret des Moschusochsen), Zibet (Sexualsekret der Zibetkatze), Mephitis (Sexualsekret des Skunks) und Castoreum (Sexualsekret des Bibers – auch Bibergeil).

Matthiolus (1554) betonte die Wirkung von Ambra bei Impotenz der alten und der von Natur frigiden Leute. Schon Hahnemann sagte über den Gebrauch der Ambra: „Ambra ist für jedermann das angenehmste Räucherwerk und eins der besten herzstärkenden und Lebensgeist ermunternden Mittel.“

Die potenziellen Wirkungen der Geruchsstoffe von Ambra, wie auch von Moschus, Zibet, Castoreum und Mephitis erstrecken sich allem Anschein nach vor allem auf die instinktiven, triebhaften und emotionellen Funktionen, die so eng mit dem Geruchssinn gekoppelt sind. Die Reaktionen des Menschen auf diese Stoffe liegen durchweg im psychischen Bereich.

Dass Ambra nach dem Tod eines geliebten Partners empfohlen wird, kann ich mir so erklären, dass mit dem Verlust des Partners auch die Sexualität verloren gegangen ist, was dazu führt, dass die Gedanken auch in schmerzhafter Weise verstärkt um dieses Thema kreisen können.

Beschreibung des Typs

Seit dem Tod Ihres Partners möchten Sie am liebsten nur noch dasitzen und weinen. Sie fühlen sich traurig, deprimiert und können auch nicht mehr schlafen. Beim Einschlafen fahren Sie immer wieder schreckhaft auf; wenn Sie dann doch einschlafen, ist ihr Schlaf von Unruhe und Aufgeregtheit erfüllt und Sie leiden unter Angstträumen.

Sie fühlen eine große Schwäche im Kopf, Sie können nichts recht überdenken und fühlen sich wie stupid. Sie müssen alles mehrmals lesen und haben es dann immer noch nicht verstanden. Es quälen Sie unangenehme Gedanken und erotische Bilder, die sie auch im Traum verfolgen.

Ambra wird nach dem Tod des Partners vor allem dann helfen, wenn Sie unter Schlafstörungen leiden, die durch schmerzhaft quälende Gedanken ausgelöst werden. Die Gedanken können auch sexueller Natur sein.

Dosierung

C 30 oder C 200 kann bis zu dreimal täglich drei Globuli genommen werden.

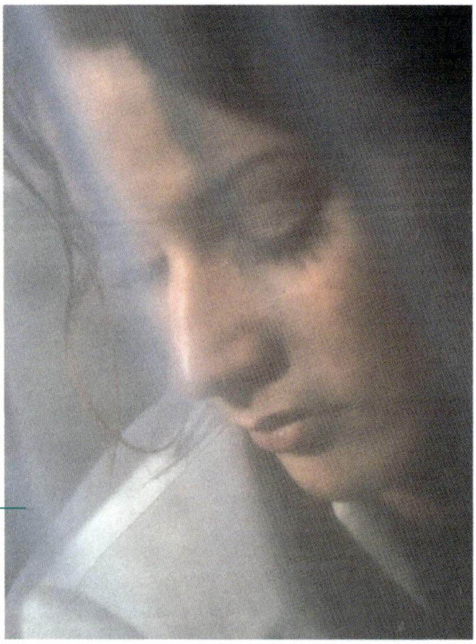

Ambra hilft in der schweren Zeit nach dem Tode eines geliebten Partners .

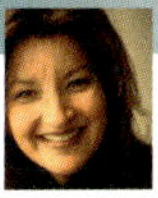

Auswahl charakteristischer Ambra-Symptome

Gemütssymptome

- Schwermut, Depression, Traurigkeit
- Möchte unaufhörlich nur noch weinen, untröstlich
- Verzweiflung und Lebensüberdruss, möchte nicht länger leben
- Verschlechterung der Symptome durch Schicksalsschläge, durch Reden
- Melancholie
- Teilnahmslos, Apathie, Gleichgültigkeit
- Schwermut wechselt sich mit Reizbarkeit ab
- Beim Nachdenken sind die Gedanken wie weggefegt
- Geistig-emotionale Hemmung, kann sich in Gesellschaft nicht entspannen und mit anderen in Austausch treten
- Werden in Gesellschaft anderer still
- Ziehen sich in sich selbst zurück, werden scheu, schüchtern
- So gehemmt, dass es schwierig für sie ist, eine Beziehung einzugehen
- Emotionale, gefühlsbetonte Menschen mit auffallender Hemmung, dies auch auszudrücken
- Gefühl des Versagens, durch verletzende Bemerkung oder reales Versagen bei der Arbeit
- Fürchtet die Meinung anderer: „Was werden sie über mich sagen ...?“.
- Versuchen, es allen recht zu machen, außer sich selbst
- Können nicht Nein sagen
- Tun alles, um andere zu erfreuen und sie nicht zu verletzen
- Widerwille gegen Sprechen und Lachen
- Abneigung gegen lachende Menschen

Körperliche Symptome

- Erkrankungen des „Greisenalters“:
  Taubheit und Eingeschlafenheit der ganzen Körperhaut
  Reißende oder klemmende Schmerzen in Muskeln und Gelenken, oft nur halbseitig
  Ausfallen der Haare
  Brausen, Läuten und Pfeifen in den Ohren
  Ziehende Schmerzen in den Zähnen
  Mundgeruch
  Nach Milchgenuss Säure im Mund
- Nasenbluten
- Aufstoßen mit sauerem Geschmack
- Druck in der Lebergegend
- Harndrang, mehr Harn als es dem aufgenommenen Getränk entsprechen würde, mit dumpfen Schmerzen in der Nierengegend
- Saurer Geruch des Harns
- Bluten auch außerhalb der Menstruation
- Ausfluss
- Husten aus Verlegenheit
- Schweratmigkeit, Atemnot mit Herzsymptomen
- Asthma bei mageren und gebrechlichen alten Leuten und bei Kindern
- Herzklopfen durch geringste Anstrengung und Aufregung
- Nächtliches Zittern und Beben
- Steifheit im Kreuz nach dem Sitzen
- Leichtes Einschlafen der Arme, besonders beim Liegen darauf
- Reißen, Ziehen und Zittern in Armen und Beinen
- Kältegefühl in den Gliedern
- Brennen der Fußsohlen

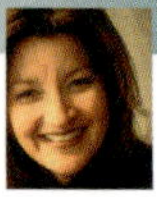

Übersicht über weitere Mittel

In der folgenden Übersicht werde ich Ihnen in Kurzform die wichtigsten homöopathischen Mittel vorstellen und kurz den zugehörigen geistig/seelischen Zustand sowie den wichtigsten körperlichen Bezug (KB) beschreiben. Zu allen Homöopathika gibt es eine Unmenge dazugehöriger körperlicher, seelischer und geistiger Symptome. Die Mittel, die bereits ausführlich bei den jeweiligen Lebenssituationen beschrieben wurden, sind fett gedruckt.

Ein Homöopathikum wird immer nach der *Gesamtheit* der Symptome verordnet, aber der geistige/psychische Zustand ist der wichtigste. Die Auflistung soll Ihnen die Möglichkeit bieten, weitere Mittel kennen zu lernen. Wenn Sie sich in einer Kurzbeschreibung wieder finden, haben Sie somit die Möglichkeit, das gesamte Arzneimittelbild in anderen Büchern nachzulesen (siehe Literatur, Seite 155).

Gut zu wissen

Wie Sie das „richtige“ Mittel finden

Prinzipiell finden Sie bei fast allen Mitteln beispielsweise die Symptome der Traurigkeit und Depression; das soll Sie nicht entmutigen, denn jeder Typ erlebt Gefühle auf seine ganz persönliche Art und Weise. Um das richtige Mittel zu finden sind daher besonders die *körperlichen* Symptome und die Art und Weise, *wie* Sie die Beschwerden empfinden, zu beachten. Es wird deshalb hier auch keine Dosierungsempfehlung von mir gegeben. Sprechen Sie im Zweifelsfall bitte immer mit einem professionellen Homöopathen.

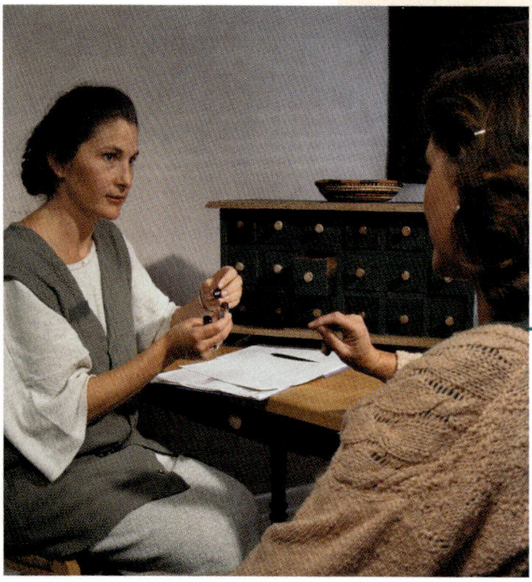

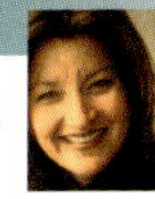

Acidum fluoricum (Flusssäure)

Neigung, die Beziehung aufzulösen. Abneigung gegen die Familie. Materialistisch. Abneigung gegen Verantwortung. Unzufrieden, mürrisch, reizbar. Verträgt weder Widerspruch noch Kompromisse. Große Unruhe, Hast. Kraftlosigkeit. Abmagerung.

KB: Knochenentkalkung, Zähne/Karies, schnelles Altern/faltige Haut.

INFO

Zu viel Fluor (Fluoretten, Zahnpasta) macht weichen Zahnschmelz sowie weiche Knochen und lässt schneller altern. Info: http://www.tu-darmstadt.de/k2/allgem/unfallverh/flusssaeure.html

Acidum picrinicum (Pikrinsäure)

Schwere geistige Erschöpfung bei Gelehrten, Geschäftsleuten, Lehrern.

KB: Nervensystem. Gehirn und Rückenmark, Brennen und Hitzegefühl längs des Rückenmarks. Die Rückenmarkszentren für die sexuellen Funktionen sind besonders betroffen. Sexuelle Überreizungszustände wie Priapismus (Dauererektion ohne sexuelle Empfindung).

Acidum sulfuricum (Schwefelsäure)

Schwäche mit Zittern, das man nicht sieht. Reizbarkeit, Ärgerlichkeit, Hast. Psychisch große Reizbarkeit mit körperlicher Schwäche.

KB: Nervensystem, Schleimhäute, Atemwege, Blut. Blutungsneigung. Blutwallungen/Klimakterium. Schmerzhaftigkeit der Haut bei Berührung. Auffällig: Haut im Gesicht spannt wie von eingetrocknetem Eiweiß. Stumpfheit der Zähne wie durch Säure, Sodbrennen, saure Durchfälle. Scharfer, brennender Ausfluss. Empfindlich gegen Kälte, Verschlimmerung bei feuchter Kälte (im Gegensatz zu Sulfur).

INFO

Acidum sulfuricum passt gut für abgemagerte Personen und im Klimakterium.

Aconitum (Sturmhut, siehe Seite 92)

Akutmittel nach einem Schock, aber auch bei einem länger zurückliegenden Schock. Stärkste, nervöse Ruhelosigkeit, anfallsweise Herzjagen mit Todesangst. Nach Todesfällen geliebter Personen.

KB: Herz- und Gefäßsystem.

Aesculus hippocastanum (Rosskastanie)

Verzagt, schwermütig, leicht reizbar, verliert schnell die Gemütsruhe und gewinnt schwer wieder die Fassung. Sehr mürrisch.

KB: Gefäßwände. Hämorrhoiden. Krampfadern. Venenentzündungen.

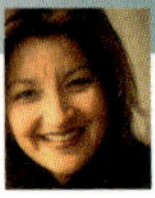

Aethusa cynapium (Hundspetersilie)

Unfähigkeit, sich zu konzentrieren. Furcht vor dem Schlaf, Furcht, die Augen zu schließen, weil er Angst hat, nicht mehr aufzuwachen. Atemnot und Erstickungsanfälle in der Dunkelheit. Macht das Licht an, fürchtet sich, öffnet das Fenster. Selbstgenügsam, isoliert. Milch wird erbrochen, gleich nach dem Trinken. Ausgeprägter Schwächezustand.

KB: Neigung zu Krämpfen. Magenkrämpfe. Kälte mit rotem Gesicht, aber auch Hitze und Schweißausbrüche.

Aloe socotrina (Aloe)

Depression. Unzufrieden und ärgerlich über sich selbst. Scham und Reizbarkeit wegen unfreiwilligen Stuhlgangs. Aktivität wechselt mit Mattigkeit.

KB: Unsicherheit in Blasen- und Darmschließmuskel, Durchfall. Hämorrhoiden. Venöse Stauung.

INFO

Aloe bewirkt in nicht-homöopathischer (=hoher) Dosierung) eine starke Durchblutung der Beckenorgane, weshalb es zu Fehlgeburten kommen kann (Aortivum!). Während der Menstruation und der Schwangerschaft ist Aloe verboten!

Alumina (gebrannte Tonerde)

Niedergeschlagen, verwirrt, hastig, eilig. Innere Hast, gleichzeitig Langsamkeit von Ausführen und Verstehen. Zeit vergeht langsam. Wechselnde Stimmung. Unfähig, seine Gedanken und Gefühle zu äußern. Alles erscheint unwirklich. Besserung mit fortschreitender Tageszeit. Furcht vor Messern.

KB: Schleimhäute, Trockenheit. Muskeln, willkürliche und unwillkürliche. Krämpfe und Erschlaffung.

Ambra grisea (Sekret des Pottwals, siehe Seite 121)

Große Traurigkeit. Sitzt tagelang weinend. Schlafstörungen durch viele Gedanken und Phantasiebilder. Auffällig ist einseitiges Schwitzen. Menschenfeindlich, fühlt sich Situationen nicht gewachsen und fürchtet deshalb die Begegnung mit Menschen. Wechsel von Niedergeschlagenheit und Leidenschaft. Lässt keine ruhige Stimmung aufkommen.

KB: Nervensystem. Nervöse Schwerhörigkeit. Atembeklemmung. Herzklopfen. Aufgetriebenheit des Bauches. Kitzeln und Jucken in Vulva, After und Harnröhre. Gesteigerte sexuelle Erregbarkeit.

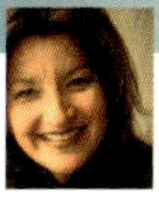

Amylium nitrosum (Amylnitrit)

Gesicht rötet sich bei der geringsten Erregung. Erröten ist chronisch oder akut. Hitzewallungen beginnen im Gesicht.

KB: Gefäße. Blutdruck. Auffällig: Bezug zur oberen Körperhälfte. Gefühl von Wärme in Kopf und Nacken, meist ein Gefühl von Schwere und Fülle des Kopfes. Die Arterien klopfen. Schwindel, heftige Kopfschmerzen. Rötung ist beschränkt auf Kopf, Nacken und Brust. Pulsbeschleunigung.

Anacardium orientale (Malakkanuss)

Plötzlicher Gedächtnisverlust. Alles erscheint wie im Traum. Patient ist äußerst bestürzt über seine Vergesslichkeit. Unwiderstehlicher Drang zum Fluchen und Schwören. Mangel an Vertrauen in sich und andere. Gefühl, als habe er zwei Willen, von denen der eine ihm zu tun befiehlt, was der andere verbietet. Ängstlich, als würde er verfolgt. Können auch sehr sanft wirken (wie Staphisagria-Patienten). Konflikt mit Vorgesetzten löst häufig eine Selbstvertrauenskrise aus. Zweifelt nach Kritik an seinen Fähigkeiten. Will aus Widerspruchsgeist nicht kündigen, sondern sich beweisen.

KB: Hautausschläge mit heftigem Jucken und nervöser Gereiztheit. Magenschmerzen bessern sich durch Essen.

Antimonium crudum (Schwarzer Spießglanz)

Große Traurigkeit mit Weinen. Kann es nicht ertragen, berührt oder angesehen zu werden (wie Chamomilla und Dulcamara). Übellaunig, will nicht reden oder angesprochen werden. Ekstatische Liebe. Unwiderstehliches Verlangen, in Reimen zu sprechen oder Verse aufzusagen. Sentimentale Stimmung bei Mondlicht. Folge unerwiderter Zuneigung. Charakter störrisch und übel gelaunt.

KB: Fettsucht. Verschlimmerung durch Temperaturextreme. Bezug zu Haut, Nervensystem, Verdauungsorgane, Schleimhäute, Kreislauf.

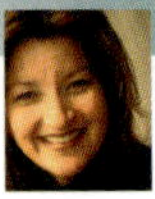

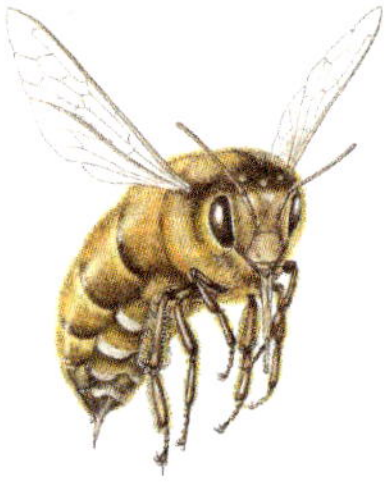

Honigbiene

Apis mellifica (Honigbiene)

Arbeitswut. Ungeschicklichkeit, lässt Gegenstände fallen. Beschwerden durch Eifersucht, Schreck, Zorn, Verdruss, schlimme Nachrichten. Reizbar, zappelig, nervös, schwer zufrieden zu stellen. Neigung zum Weinen, mutlos, verzagt. Extreme Berührungsempfindlichkeit. Träume: vom Fliegen, große Sprünge zu machen, von Reisen mit dem Zug.

KB: Ödembildung (Ansammlung von Flüssigkeit im Gewebe). Schwellungen unter den Augen. Bienenstich.

Apocynum cannabinum (Hanfartiger Hundswürger, Indianerhanf)

Depression, Apathie. Abneigung zu sprechen oder angesprochen zu werden.

KB: Bezug zu Herz und Nieren. Nierenwassersucht. Nierenversagen. Nierenaufbaumittel. Koronarsklerose. Ödeme (Ansammlung von Flüssigkeit im Gewebe).

Argentum metallicum (Silber)

Große, dünne, reizbare Menschen. Ständige geistige Anspannung. Verliert den Faden der Unterhaltung. Verlust des seelischen Gleichgewichts durch Angst, Ärger, Schreck und geistige Veränderung. Situation eines Menschen, von dem Höchstleistung erwartet wird. Reaktion schwankt zwischen Erfüllung und nicht gut genug sein. Es fehlt die Kraft, schwierigen Situationen zu begegnen.

KB: Zentrales Nervensystem. Schleimhäute der Atemwege, rheumatische und neuralgische Veränderungen, Knochen- und Knorpelgewebe.

Argentum nitricum (Silbernitrat, siehe Seite 97)

Angstvolles Wesen. Lampenfieber, Furcht vor Prüfungen, Platzangst, Angst vor dem Auftreten in der Öffentlichkeit. Impulsiv. Abergläubisch. Hast und Unruhe. Überlegt ständig, was passieren könnte. Tics.

KB: Zentrales Nervensystem. Zustand von Unruhe, Angst, Zittern. Herzklopfen, Durchfall. Nervöse Kopfschmerzen, Magenschmerzen, Herzbeschwerden.

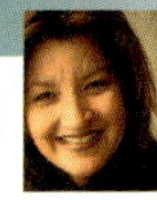

Arnica montana (Bergwohlverleih, Fallkraut)

Will allein gelassen werden. Behauptet trotz schwerer Erkrankung oder Schock, dass er gesund sei. Platzangst, Furcht vor Herzkrankheiten. Angst vor Annäherung und Berührung.

KB: Blutgefäße. Arteriosklerose, Krampfadern, Venenentzündungen, Blutergüssen, Muskel-, Gelenkrheumatismus. Vorbeugungsmittel vor Operationen, im Wochenbett, vor Zahnziehen.

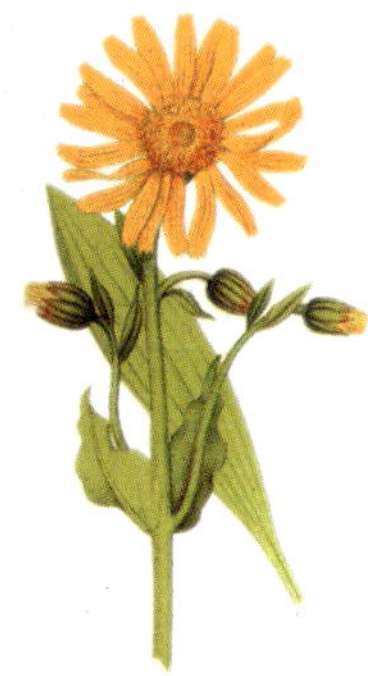

Arnica montana

Arsenicum album (Arsenige Säure, siehe Seite 95)

Leitsymptome sind Angst und Ruhelosigkeit bis hin zu Todesangst. Tiefsitzende Unsicherheit. Großes Sicherheits- und Kontrollbedürfnis.

KB: Wirkt auf sämtliche Zellen des Körpers. Von großer Bedeutung ist die rasche Abmagerung und das rasche Abnehmen der Kräfte. Schmerzcharakter ist brennend. Verlangen nach Wärme, dadurch Besserung der Symptome. Unstillbarer Durst auf kleine Mengen kalten Wassers. Appetitlosigkeit mit Ekel vor Essen, schon beim Geruch der Speisen.

Aurum metallicum (Metallisches Gold, siehe Seite 47)

Pflichtbewusst. Gerechtigkeitsbewußt. Zeigt keine Gefühle. Scheint finanziell-materiell orientiert. Ehrgeizig. Schneller Denker. Schneller Arbeiter. Arbeitssüchtig. Totale Hoffnungslosigkeit. Verzweiflung. Todessehnsucht.

KB: Zentralnervensystem, Gefäßsystem, Sinnesorgane, Schleimhäute, Knochen, Gelenke, Drüsenorgane, Geschlechtsorgane, Lymphatisches System.

Barium carbonicum (Bariumcarbonat)

Mangel an Selbstvertrauen. Minderwertigkeitsgefühle. Hält sich für dumm. Unentschlossenheit. Fürchtet sich vor allem. Angst, nicht gut auszusehen.

KB: Herz, Gefäßsystem, Drüsen, Schilddrüse, Ohrspeicheldrüse (Parotis), Prostata. Kümmerwuchs, Zurückbleiben des Wachstums.

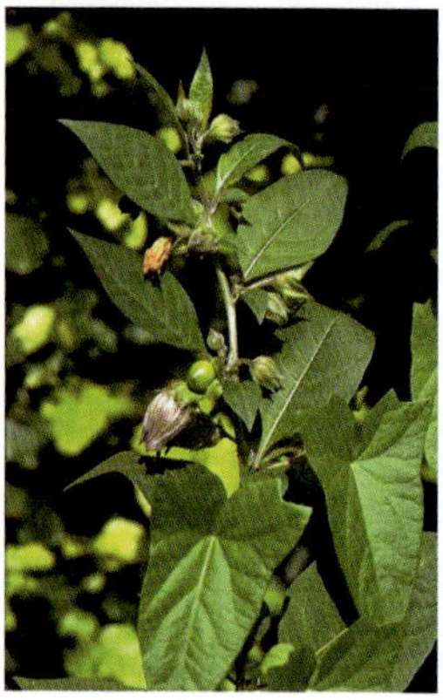

Atropa belladonna (Foto Gudjons)

Belladonna (Tollkirsche)

Wutausbrüche. Zorn, Wut, mit Schreien, Schlagen, Beißen, Spucken, Treten, Haareausreißen und Gewalttätigkeit.

KB: Blutgefäßsystem, Hitze, Brennen, akute Entzündungen. Krampfartige Schmerzen in allen Hohlorganen (Magen, Darm, Galle, Harnblase, Gebärmutter).

Bryonia alba (Weiße Zaunrübe)

Reizbar, mürrisch, zornig. Möchte allein gelassen werden. Furcht vor dem Tod, vor drohender Krankheit, vor dem Alleinsein. Zukunftsangst. Andauernde Geldsorgen, Angst vor Armut. Fleißig. Arbeitet sehr schnell.

KB: Schleimhäute des ganzen Körpers, Entzündung der Häute z.B. um Lunge und Rippen. Wenn vor Schmerzen fast nicht mehr geatmet werden kann. Sehnen und Gelenkkapseln. Akuter Gelenksrheumatismus. Wenn vor Schmerzen fast nichts bewegt werden kann.

Calcium carbonicum (Kalziumcarbonat, siehe Seite 100)

INFO

Dicke Menschen bekommen durch Calcium carbonicum wieder mehr Lust, sich zu bewegen.

Angst vor Dunkelheit, Gewitter, Gespenstern, großen Höhen, Mäusen, Hunden, vor dem Tod und davor, den Verstand zu verlieren. Furcht um die Gesundheit, besonders vor ansteckenden Krankheiten und vor Krebs. Depression, Niedergeschlagenheit. Eigensinnig, stur. Sorge um die Zukunft.

KB: Fettleibigkeit, Stoffwechselverlangsamung, schlaffes Gewebe. Leistungsfähigkeit der Muskulatur ist herabgesetzt.

Calcium fluoratum (Calciumfluorid, Flussspat)

Keine Lust etwas zu arbeiten oder etwas zu unternehmen. Schlechte Konzentrationsfähigkeit, muss einen Satz mehrmals lesen. Angst bei Geldangelegenheiten, dass das Geld nicht reicht. Sehr ungeduldig und gereizt. Ängstlich-depressive Stimmung mit Angst vor den Aufgaben des Tages.

KB: Bindegewebe (elastisches), Knochen, Sehnen und Bänder. Senkung innerer Organe durch Erschlaffung der Bänder. Erschlaf-

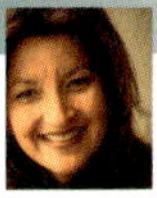

fung und Erweiterung der Venen. Gelenkabnützungen (Arthrose, Rheuma). Chronische Drüsenschwellungen und Entzündungen des gesamten Lymphsystems (Bauchspeicheldrüse, Schilddrüse, Nebenschilddrüse). Hodentumore. Verwachsungen an der Gebärmutter. Myome. Wiederkehrende Gerstenkörner. Chronische Mittelohreiterung. Verstopfte Nase mit dickem, übel riechendem Katarrh. Lockerheit der Zähne. Analfisteln. Hämorrhoiden. Schrunden an den Handflächen.

Calcium phosphoricum (Kalziumphosphat)

Sehr sensibel. Empfindlich auf die geringste Kritik. Geringes Selbstwertgefühl. Sehnsucht. Traumwelt. Romantiker. Fluchtbedürfnis: Verlangen nach Reisen. Heimweh. Das Schlimmste für ihn ist, wenn andere glauben, dass er dumm ist.

KB: Knochen, Schulkopfschmerz, Bauchschmerzen. Nerven, Muskeln und Knochen sind schwach entwickelt.

Calcium sulfuricum (Gips, Calciumsulfat)

Extreme Eifersucht, vor allem auch bei Kindern. Starke Persönlichkeit, streitsüchtig, bestimmend. Übersteigertes Gefühl der eigenen Wichtigkeit. Denkt, er wird nicht geschätzt. Ausgeprägtes, aber verborgenes Geltungsbedürfnis. Hass auf Personen, die nicht einer Meinung mit ihm sind. Angst um die Zukunft, um die Gesundheit. Furcht vor Unglück, vor dem Tod, vor Vögel.

KB: Wertvolles Mittel bei Eiterungen, die bereits einen Abfluss gefunden haben. Abszesse im Gehörgang. Akne. Augenentzündung bei Neugeborenen mit dickem, gelbem Eiter. Treibt Infektionen heraus. Vom Körper her eher dick, mit schlaffen Muskeln.

Gut zu wissen

Homöopathika bei eiternden Entzündungen

Silicea und Calcium sulfuricum werden in der Homöopathie bei alten Eiterungen und Fisteln eingesetzt, um den Eiterabfluss zu unterstützen. Wenn Eiterungen drohen, ist Mercurius hilfreich, Hepar sulfuris bei reifenden Eiterungen.

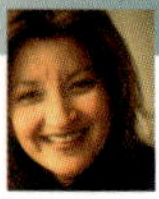

Cannabis indica (Indischer Hanf, Haschisch)

Bei Vergiftung: Wahnvorstellungen aller Art. Panikattacken, verbunden mit Todesangst und geistiger Verwirrung. Halluzinationen, Einbildungen. Glaubt, vom Teufel verfolgt zu werden.

KB: Nervensystem, Gehirn, Leber, Lungen.

Gut zu wissen

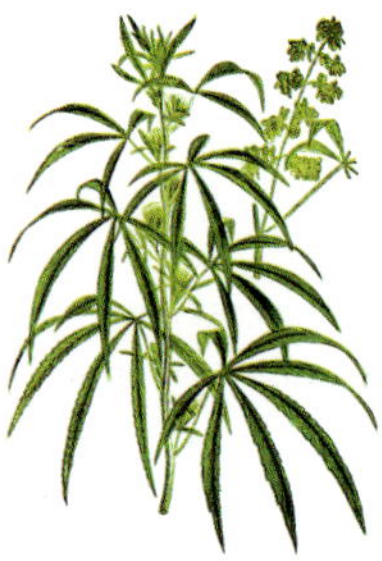

Haschisch – das sollten Eltern wissen

Cannabis indica wird seit mehr als 2000 Jahren als Rauschmittel benutzt. Die Wirkung des Haschisch ist abhängig von der Art und Weise, wie es konsumiert wird: als Zigarette (Joint, Tüte) oder Pfeife zum Rauchen, als Bong (Blubber) und Vaporizer zum Inhalieren sowie oral als Keks zum Essen. Der Teergehalt einer Haschisch-Zigarette (Joint) ist übrigens so groß wie der von 6 bis 10 Zigaretten. Die Wirkung von Cannabis hängt vom THC-Gehalt (δ-9-Tetrahydrocannabinol) ab, der im Durchschnitt 8 % beträgt. Eine der Gefahren von Cannabis ist, dass es viel länger im Blut bleibt als beispielsweise Alkohol – ca. zwei Monate.

Haschisch führt nicht zu körperlicher Abhängigkeit, es tritt aber eventuell psychische Gewöhnung auf, jedoch ohne die Tendenz, die Dosis zu steigern. Nach Absetzen treten keine Abstinenzsymptome auf.

Beim Konsum entsteht ein Rauschzustand mit verstärkter Wahrnehmung der momentanen Stimmung. Deshalb sollte Haschisch nie konsumiert werden, wenn man sich schlecht fühlt! Haschisch ist eine soziale Droge und wird normalerweise in der Gruppe geraucht. Es entsteht erhöhte Phantasie, verstärktes Lachen, Heißhunger und ein starkes Bedürfnis nach Süßigkeiten. Beim Schließen der Augen fährt der Konsument Karussell oder hat das Gefühl, zu fliegen oder zu schweben. Es kann große Schläfrigkeit auftreten. Man schätzt Geschwindigkeit völlig falsch ein, was Autofahren nicht gerade zu einer sicheren Angelegenheit werden lässt. Gegenstände bewegen sich auf einen zu und werden größer.

Es können auch unerwünschte Zustände eintreten, die sich mit Missstimmungen, Blutdruckabfall, Erbrechen, Mundtrockenheit, Bindehautentzündungen, Schwindel, Herzrhythmusstörungen, Koordinationsstörungen, Angst und Panikgefühlen und einer gestörten Gedächtnisleistung äußern.

Der Anbau, der Besitz, der Verkauf und das Verschenken von Cannabis ist in der BRD verboten! Homöopathisch verdünntes Cannabis ist das beste Heilmittel für die Folgen nach unmäßigem Cannabis-Konsum. Es ist leider in Deutschland aus Unkenntnis der Wirkung nicht mehr zu haben. Wie bei jedem Stoff gilt auch hier das Gesetz des quantitativen Antagonismus (siehe Seite 23).

Capsicum (Cayennepfeffer)

Heimweh. Dicke Menschen, träge und melancholisch. Wehmut nach der Vergangenheit, Unzufriedenheit mit der Gegenwart. Furcht vor Kritik. Eigensinnig, reizbar, nimmt alles negativ auf.

KB: Überreizungszustände durch starke Gewürze, Alkohol, Kaffee, Bezug zu allen Schleimhäuten (Mund, Magen, Harnröhre, After). Schleimhäute schmerzen brennend wie von Pfeffer. Grundzug Kälte und Frostigkeit durch Erschlaffung der kleinen Blutgefäße (Kapillaren). Gesicht heiß und rot, selbst bei Kälte. Heimweh mit roten Backen.

Causticum (Causticum Hahnemanni, Ätzstoff Hahnemanns)

Duldet keine Ungerechtigkeit, weder bei sich noch bei anderen. Akzeptiert keine Autoritäten. Rebellisch, herausfordernd, ehrgeizig. Starkes Mitgefühl, kann andere nicht leiden sehen. Hoffnungslose Traurigkeit durch Sorgen und Kummer. Furcht vor Dunkelheit. Beschwerden nach dem Verlust eines Menschen.

KB: Rheumatische, neuralgische Erscheinungen. Lähmungsartige Zustände: Augenlider, Gesichtsnerven, Stimmbänder, Mastdarm, Blase. Verliert unfreiwillig Urin beim Husten. Allgemeine Besserung bei Regen/feuchtem Wetter. Schmerzen werden brennend empfunden.

INFO

Causticum wird hergestellt aus gebranntem Kalk und schwefelsaurem Kalium.

Chamomilla (Echte Kamille)

Reizbar, ärgerlich, zornig, streitsüchtig. Garstig, unerzogen, unhöflich, unzufrieden. Es ist unmöglich, es dem Patienten recht zu machen. Heftige Wutanfälle. Das Mittel löst Verkrampfungen in körperlicher und seelischer Beziehung. Bitte beachten Sie auch den Kasten auf Seite 134 .

KB: Nervensystem. Überempfindlichkeit der Sinnesnerven. Schmerzen scheinen unerträglich und nicht auszuhalten. Verbunden mit großer Reizbarkeit.

Chamomilla recutita (Foto Gudjons)

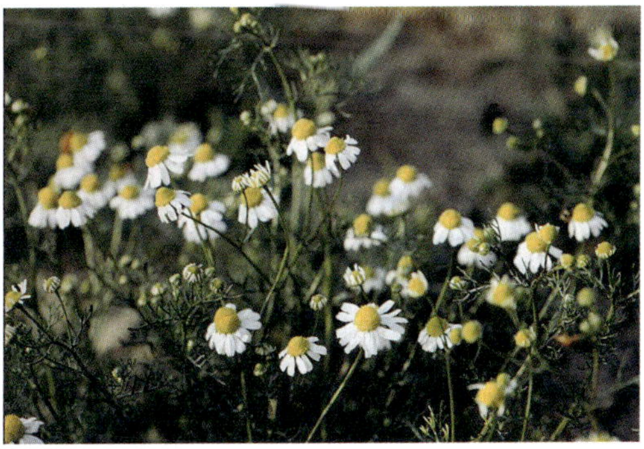

Gut zu wissen

Kamille ist kein harmloses Heilkraut!

Missbrauch von Kamille, z.B. als Tee, kann Bauchkrämpfe verursachen, Entzündungen, schlechte Heilung der Haut, Katarrhe aller Schleimhäute, besonders der Atmungsorgane, der Verdauungsorgane, des Mittelohrs, Neuritis (entzündliche Erkrankung eines Nervs), Neuralgie (attackenweises Auftreten eines „hellen“ Schmerzes im Ausbreitungsgebiet eines Nervs, ohne nachweisbare Ursache) und Muskelrheumatismus. Nach dem überall gültigen Gesetz des quantitativen Antagonismus (siehe Seite 23) und dem Ähnlichkeitsgesetz kann potenzierte Kamille bei solchen Schmerzzuständen jedoch auch als Heilmittel eingesetzt werden.

Chelidonium (Schöllkraut)

Tiefe Depression aus geringfügigen Gründen. Dominant, rechthaberisch, willensstark. Möchte, dass andere auf seinen Rat hören, möchte über das Leben von anderen bestimmen. Angst um andere und um die eigene Gesundheit. Erwartet von anderen Zärtlichkeit. Ist sehr auf seine Arbeit fixiert, kämpft für seine Meinung und zögert nicht mit Kritik.

KB: Wichtiges Leber- und Gallenmittel. Verwendung bei Gallensteinen, Gallenkoliken, Gallenblasenentzündungen. Kennzeichnend ist Schmerz unterhalb des rechten Schulterblattes. Verschlimmerung bei kaltem, rauhem Wetter, durch Berührung. Besserung im warmen Zimmer.

China officinalis (Chinarinde)

Übersensibel, leicht beleidigt. Pessimismus. Enttäuschung. Neid. Habgier. Entmutigt, verzagt, traurig, trostlos. Lebensüberdruss. Selbstmordgedanken mit Furcht vor dem Tod. Abneigung gegen Gesellschaft. Gefühl, verlassen und unglücklich zu sein.

KB: Das Mittel für sehr geschwächte Menschen nach dem Verlust von Körpersäften: Blutverlust, Stillen, Durchfälle, starkes Schwitzen. Essen, Ruhe, Schlaf bessert nicht (Unterschied zu Phosphor!).

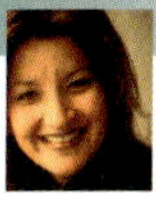

Cimicifuga (Wanzenkraut, Schlangenwurz, siehe Seite 115)

Traurig und schwermütig, wie in einer schwarzen Wolke. Teilnahmslosigkeit. Voller Angst und Besorgnis. Verzweifelt daran, wieder gesund zu werden, oder befürchtet, geisteskrank zu werden.

KB: Bezug zu weiblichen Geschlechtsorganen, Gelenkrheumatismus in den Wechseljahren. Häufiger Wechsel zwischen körperlichen und psychischen Symptomen. Besonders hervorzuheben ist die Angst, geisteskrank zu werden. Die Patienten fragen immer: „Werde ich auch sicher wieder gesund?"

Coca (Cocastrauchblätter)

Ein Mensch, der in Gesellschaft gehemmt ist. Melancholisch und schüchtern findet er Gefallen an Einsamkeit und Verborgenheit. (Vgl.: Stramonium, wenn der Patient nach Licht und Gesellschaft verlangt. Coca, wenn er nach Dunkelheit und Einsamkeit verlangt.) Sinn für Recht und Unrecht ist verloren.

KB: Gefühl von Fremdkörpern unter der Haut, wie Sandkörner. Höhenkrankheit. Beschwerden beim Bergsteigen und im Flugzeug. Inneres Kältegefühl mit Gefühllosigkeit der Hände und Füße.

Cocculus indicus (Kockelskörner)

Schwach und reizbar durch Schlafmangel, geistige Überanstrengung, Kummer und Sorgen. Versunken in traurigen Gedanken, schweigsam, brütend. Ängstlich und nervös. Große Angst um die eigene Gesundheit und die der Familie. Beschwerden durch Pflege von kranken Familienangehörigen. Kann nicht schlafen, findet keine Erholung.

KB: Nervensystem. Besonders die Kreuz- und Halsmuskeln sind sehr schwach. Gefühl der Leere in den betroffenen Bereichen. Schwindelgefühl bei jeder Bewegung. Gefühl, als ob die Glieder eingeschlafen sind. Die Schwächeanfälle sind von Schweißausbrüchen begleitet, besonders kaltem Schweiß.

Coffea (Kaffee)

Große Überreiztheit der Sinnesorgane und des Nervensystems. Überempfindlichkeit bei kleinsten Schmerzen und geringsten Geräuschen, beispielsweise Uhrenschlagen und Glockenläuten. Weinen vor

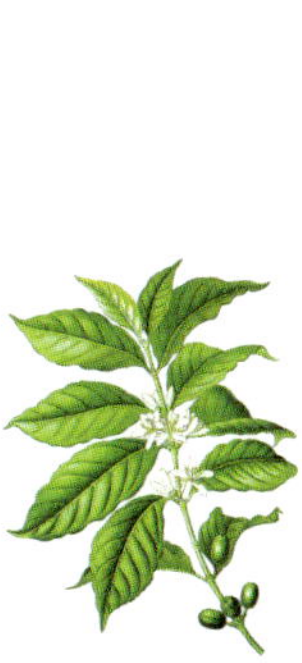

Coffea arabica

Schmerzen. Beschwerden treten nach übermäßiger Freude auf. Reuegefühle. Eifersucht.

KB: Vermehrte Erregbarkeit, verstärkte Reflexe. Aufregung, Zittern, Herzklopfen, Anregung der Herzmuskulatur, Erweiterung der Koronargefäße, Nierenreizung. Nerven- und Gefäßmittel. Hilfreich bei Schlaflosigkeit und Nervenschmerzen.

Colocynthis (Bitterkürbis, Koloquinte, Cucumis)

INFO

Colocynthis gehört in die erste Reihe der homöopathischen Schmerz- und Kolikmittel.

Zorn durch Entrüstung. Ähnlich Chamomilla können durch Zorn Koliken und Neuralgien ausgelöst werden. Ärgerlich, reizbar, ungeduldig.

KB: Kolikartige Schmerzen in Magen, Gallenblase (Gallensteine), Darm, Harnleiter, Nierenbecken (Nierensteine). Nervenschmerzen, krampfartig, schießend, blitzartig.

Conium maculatum (Schierling)

Schuldgefühle, Angst vor Versagen. Traurig, unglücklich, depressiv, ängstlich, mürrisch, weinerlich, emotional verschlossen und verhärtet – auch als Folge der Unterdrückung des Geschlechtstriebes. Benommenheit, Gedächtnisschwäche. Für Frauen im und nach dem Klimakterium. Ähnlichkeit zu Argentum nitricum.

KB: Drüsen. Tumorbildung als Folge von Stoß und Schlag. Drüsenverhärtungen. Beschwerden durch Rückbildung der Geschlechtsdrüsen beim Altern (sexuelle Schwächezustände). Koordinationsstörungen, Mattigkeit, Muskelschwäche. Arteriosklerose.

Crocus sativus (Safran)

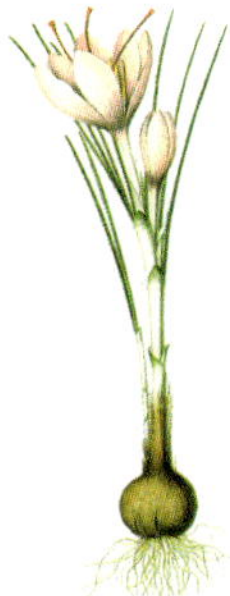

Crocus sativus

Häufiger und extremer Wechsel der Gefühle: Plötzlich von der größten Heiterkeit zur tiefsten Verzweiflung. Außerordentlich glücklich, zärtlich, möchte jeden küssen; im nächsten Moment ein Wutanfall mit Neigung zum Beißen. Auffallendes Lachen und Singen. Hysterie. Vor allem ein Frauenmittel, da die Psyche bei Frauen stark abhängig ist von hormonellen Vorgängen. Ähnlichkeit zu Platina.

KB: Krampfmittel.

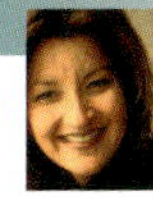

Cuprum metallicum (Metallisches Kupfer)

Große allgemeine Schwäche durch geistige Überanstrengung und Schlafmangel. Ernster, innerlich verkrampfter Mensch. Kann seine Gefühle nicht zeigen. Grundlose Schuldgefühle, die zu Verkrampfung auf allen Ebenen führen. Workaholic. Ehrgeizig, starkes Pflichtgefühl. Verplant den ganzen Tag, nimmt sich nicht die Zeit zu entspannen. Gefühl, angegriffen zu werden; schlägt sofort zurück, wenn er sich angegriffen fühlt. Äußerung von Liebe ist in jeder Form verkrampft. Melancholie, geht Menschen aus dem Weg und sucht die Einsamkeit. Boshaft, quält andere, will dem anderen wehtun. Furcht vor Personen, die sich nähern. Schwermut, unüberwindliche Traurigkeit.

KB: Neigung zu Krämpfen in allen Körperbereichen, auch Bronchien, Speiseröhre, Magen und Darm. Muskelzuckungen, Wadenkrämpfe. Krämpfe beginnen oft in den Fingern und Zehen.

Drosera rotundifolia (Rundblättriger Sonnentau)

Depression, Schwermut, Traurigkeit, Niedergeschlagenheit. Selbstmordgedanken. Gefühl, von tückischen, neidischen Menschen hintergangen und betrogen zu werden. Fühlt sich schwach und hat das Gefühl, ausgenutzt zu werden. Argwöhnisch gegen die besten Freunde. Traurig, ängstlich und besorgt über die Beschwerden des Lebens, die sich die Menschen untereinander und ihm selbst verursachen.

KB: Bei krampfhaftem Husten nachts, mit Schmerzen in der Brust, so dass diese mit den Händen gehalten wird. Hilfreich bei Keuchhusten.

Solanum dulcamara (Foto Gudjons)

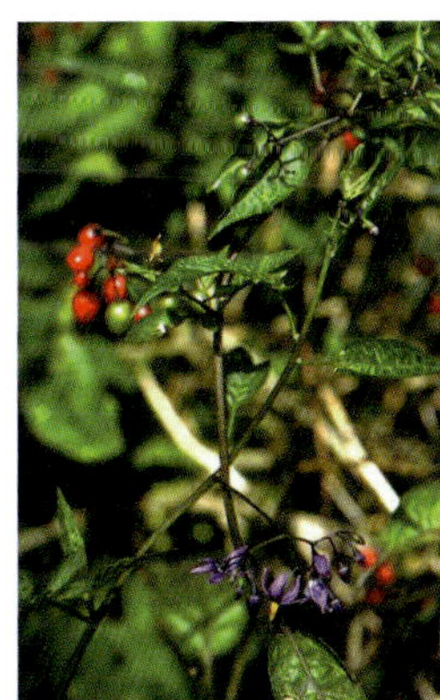

Dulcamara (Bittersüßer Nachtschatten, Bittersüß)

Besitzergreifender, aufdringlicher Mensch. Willensstark und dominierend. Versucht, andere zu beherrschen. Streitsucht. Jähzorn, Ärger, Zorn, stampft vor Wut mit den Füßen. Wirft mit Gegenständen (s. auch Staphysagria).

KB: Folgen von Durchnässung und nasskalter Witterung. Steifheit im Nacken. Magen- und Darmkatarrhe durch Erkältung. Nesselausschlag am ganzen Körper. Erkältungen schlagen sich aufs Auge. Husten durch nasses, kaltes Wetter.

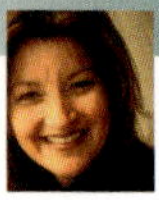

Ferrum phosphoricum (Phosphorsaures Eisen)

Tut sein Bestes und arbeitet hart. Hat das Gefühl, für Freunde und Geschwister aufkommen und sich stark machen zu müssen. Fröhlichkeit wechselt mit Traurigkeit. Unzufriedenheit, Reizbarkeit. Angst vor dem Tode, vor Gewitter, vor Menschenansammlungen. Unerklärliche Angst vor allem und um alles. Abneigung gegen Gesellschaft. Geistesträgheit, kann nicht lernen. Zum Teil sehr heftige Zornausbrüche, danach Schwäche, Zittern und Schwitzen. Zu Beschwerden kommt es nach Zorn und Ärger.

KB: Spezifikum bei Mittelohrentzündungen. Fieber- und Entzündungsmittel bei Erkältungen, Grippe, Gelenkrheumatismus. Schnupfen, Kehlkopf- und Luftröhrenkatarrh. Rippenfellentzündung, Lungenentzündung.

Gelsemium (Falscher Jasmin, siehe Seite 106)

Zittern und Schwäche. Schüchtern, sensibel, zaghaft. Prüfungsangst, Lampenfieber. Beschwerden vor unüblichen Belastungen, wie öffentlichen Auftritten, Arztbesuchen, Theaterbesuchen. Wenig Selbstvertrauen, schnell entmutigt. Beschwerden sind Folgen von Schreck, aufregenden Nachrichten und plötzlichen Gefühlserregungen. Nach einer Phase der Erregung folgt Stumpfheit aller Sinne. Trübe Gedanken, Benommenheit.

KB: Heilmittel bei Lähmungen (Muskulatur der Glieder und des Rumpfes, Stimmbänder). Bei akuten Entzündungen der Nebenhöhlen (Stirnhöhle) gehört Gelsemium zu den zuverlässigsten Mitteln.

Glonoinum (Nitroglyzerin)

Nervöses Temperament. Beschwerden aufgrund seelischer Aufregungen, Schreck, Furcht, mechanischer Verletzungen und deren späteren Folgen. Angst und Furcht mit Ruhelosigkeit. Verwirrung, verirrt sich in wohlbekannten Straßen. Furcht, vergiftet worden zu sein. Abneigung gegen seine Familie, erkennt seine Verwandten nicht mehr. Apathie und Gleichgültigkeit.

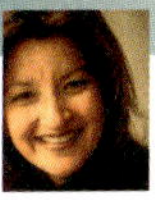

KB: Herz und Gefäße. Zirkulationsstörungen, damit verbunden Gefäßkrämpfe, Migräne. Heftiger, im Rhythmus des Herzens pulsierender Kopfschmerz. Schmerz besser durch kräftigen Druck mit den Händen.

Graphites (Reißblei)

Neigung zu Fettsucht. Langsamkeit, Blässe, Verstopfung. Lacht, wenn er getadelt wird.Verzweiflung über Kleinigkeiten. Neigung, sich unglücklich zu fühlen. Kontaktverlust. Geistige Leere. Phlegmatisch, faul, Abneigung gegen Arbeit. Entschlussunfähig. Zögernd bei Kleinigkeiten. Schüchternheit. Schwermut, Depression, Traurigkeit. Schwer von Begriff. Sehr zum Weinen geneigt. Weinen durch Musik. Zappelig beim Sitzen an der Arbeit.

KB: Kalte und frostige Naturen. Neigung zu Hautausschlägen, auch mit Absonderungen (dicke, honiggelbe Sekrete). Rissige, trockene, schrundige Haut. Heißhunger. Hartnäckige Verstopfung mit fehlendem Stuhldrang.

Helleborus niger (Schwarze Nieswurz)

Große Verzweiflung und extreme Angst. Der Patient fleht um Hilfe. Traurigkeit, Melancholie, Schwermut, Depression, Gleichgültigkeit, Unentschlossenheit, Teilnahmslosigkeit. Antwortet langsam. Gedächtnisschwäche für das, was er gehört, gesagt, gelesen hat, oder für das, was er sagen wollte. Unfreiwillige Kau- und Sprechbewegungen des Mundes. Bohrt den Kopf ins Kissen. Schrilles Schreien. Apathie, gedankenlos starrend. Benommenheit. Schwächezustand der Sinneswahrnehmung. Schauen, aber nichts verstehen.

KB: Gehirn und Gehirnhäute. Krämpfe, vermehrter Speichelfluss, Übelkeit, Erbrechen. Nierenmittel. Starke Entzündung aller Schleimhäute. Darmblutungen. Schlummersucht.

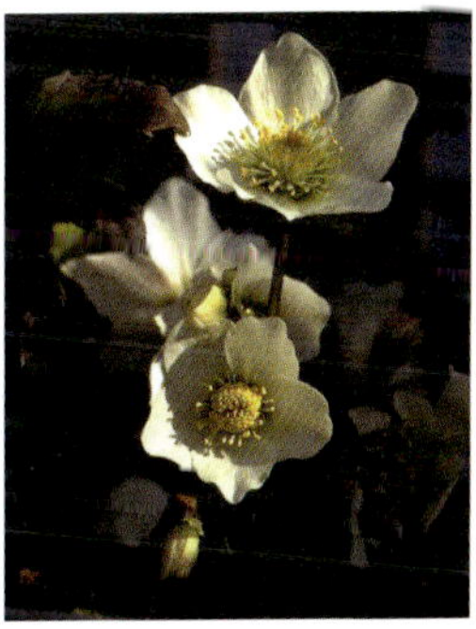

Helleborus niger (Foto Gudjons)

Hepar sulfuris (Kalkschwefelleber)

Zorn, Jähzorn, Ärger. Wut führt zur Gewalttätigkeit. Schwermut, Depression. Nach außen freundlich, zuvorkommend, lässt sich unterdrücken. Will es jedem recht machen. Friedliche, freundliche Fassade mit geballter Wut dahinter. Furcht vor Bienen und anderen stechenden Insekten.

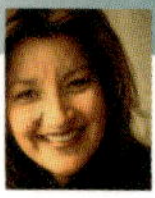

KB: Furunkel, nässende Ekzeme, Eiterungen (jede Verletzung scheint zu eitern). Überempfindlichkeit gegen Kälte.

Gut zu wissen

Hepar sulfuris hilft bei Entzündungen

Hepar sulfuris ist eines der wichtigsten Mittel der Homöopathie bei eitrigen Entzündungen. Bewährt bei kälteempfindlichen Naturen mit ständigen Erkältungen und Anginen. Neben Spongia ist es das wichtigste Mittel bei Krupp.

Hyoscyamus niger (Bilsenkraut)

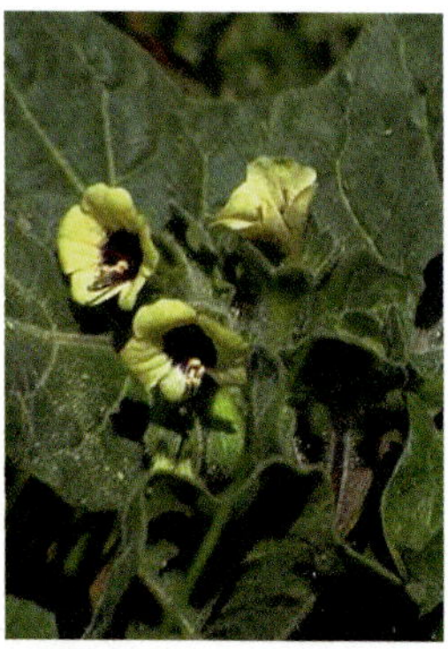

Hyoscyamus niger (Foto Gudjons)

Beschwerden durch enttäuschte oder unerwiderte Liebe. Jemand beachtet ihn nicht genügend oder will ihn verlassen. Zwang, Briefe zu öffnen und Tagebücher zu lesen. Eifersucht mit Raserei. Schlägt auf Leute ein. Gutgläubig, nicht raffiniert wie Lachesis. Beklagt sich über vermeintliches Unrecht. Selbstmordgedanken und Mordgedanken durch enttäuschte Liebe.

KB: Zentralnervensystem. Krämpfe.

Hypericum (Johanniskraut)

Depressionen bei Arteriosklerose und im Klimakterium. Angstgefühle. Niedergeschlagenheit, Schwermut, mit Hang zum Weinen. Durch seelische und körperliche Verletzungen. Wahnideen, sieht Gespenster, Geister, Dämonen. Macht Fehler beim Schreiben, lässt Buchstaben und Worte beim Schreiben aus.

KB: Nervensystem. Allgemein für Folgen nach Gehirnerschütterung und Gehirnquetschung. Nervenschmerzen nach Operationen und Verletzungen. Schießende Schmerzen entlang von Nervensträngen. Auffallend deutliche Geruchswahrnehmung.

Ignatia (Ignatiusbohne, siehe Seite 50)

Konflikt zwischen Romantik und Realität führt zu Enttäuschung. Kummer nach Verlust eines Kindes, der Eltern oder des Partners. Seufzen. Nicht mitteilsam, frisst den Kummer in sich hinein. Große Widersprüchlichkeit, beispielsweise krampfhaftes Lachen bei Kum-

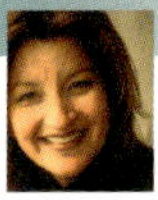

mer. Schnell wechselnde Stimmung von Lachen zu Weinen. Für Frauen mit empfindlicher, leicht erregbarer Natur.

KB: Nervensystem, Überempfindlichkeit aller Sinne.

Jodum (Iodium purum, Jod, siehe Seite 84)

Jähzornig und gewalttätig in einem plötzlichen Impuls. Wird unsozial, indem er auf die Gefühle der anderen keine Rücksicht nimmt. Ruhelosigkeit, Nervosität. Gewalttätig durch erzwungene Ruhe. Wie getrieben, ist gezwungen sich zu bewegen. Schwermut, Depression, Traurigkeit. Mangel an Selbstvertrauen. Stimmungen wechseln. Kinder sind wie gejagt und ruhelos, sitzen niemals still, und neigen ebenfalls zu plötzlicher, unerwarteter Gewalttätigkeit.

KB: Schilddrüse, gesamter Körper.

Kalium carbonicum (Pottasche)

Konservativer, korrekter Mensch mit starkem Pflichtbewusstsein. Unflexibel bis hin zur Eigensinnigkeit. Furcht vor dem Alleinsein. Furcht zu sterben. Empfindlich gegen leichteste Berührung. Angst vor Kontrollverlust, vor Unerwartetem. Große Schreckhaftigkeit mit Aufschreien. Streitsucht, zankt sich mit seinen Vorgesetzten und der Familie. Eifersucht und Hass. Angst vor Armut. Kritisiert Kleinigkeiten, neigt zum Schlagen. Zeigt seine wahren Gefühle und Ängste nicht. Riskiert eher seine Karriere, als gegen seine Pflichtauffassung zu handeln.

KB: Kreislauf und Herz. Muskelschwäche, besonders des Herzmuskels. Atmungsorgane. Bewegungsorgane. Geschlechtsorgane. Zentrales Nervensystem. Nervöse Erregbarkeit, für alle Aufregungen zugänglich.

Kalium phosphoricum (Kaliumphosphat)

Erschöpfter Geschäftsmann. Übersensible, nervöse, zarte Menschen, die sich durch lange Leiden, Sorgen, Ärger und viel geistige Tätigkeit verausgabt haben. Geistige Ermüdung durch Überarbeitung. Fühlt sich überfordert. Gedächtnisschwäche, verliert bei der Unterhaltung den Faden.

KB: Nervenschwäche, Muskelschwäche. Nervöse Durchfälle.

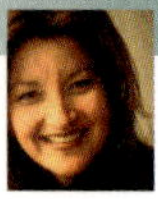

Kalium sulfuricum (Kaliumsulfat)

Mangel an Selbstvertrauen, unwirsch und halsstarrig. Abgestumpft, entmutigt, mit allem unzufrieden und sehr reizbar. Scheint immer an ganz entfernt liegende Dinge zu denken.

KB: Wandernde Schmerzen bei Rheumatismus, Gicht, mit Verschlimmerung durch Wärme. Neuralgien im Gesicht, Kopf und Zähnen.

Lac caninum (Hundemilch)

Angst durch Zweifel am Erfolg. Furcht vor Spinnen und Schlangen. Furcht, ohnmächtig zu werden. Furcht zu fallen, beispielsweise die Treppe hinunter. Mangelndes Selbstwertgefühl bis hin zur Selbstverachtung. Fühlt sich hässlich. Sehr zerstreut, macht Einkäufe und geht weg, ohne sie mitzunehmen. Verschreibt sich. Denkt, seine Krankheit wäre unheilbar.

KB: Weibliche Geschlechtsorgane. Brüste (Milchmangel, zu viel Milch, zum Abstillen). Typisch: Beschwerden wandern von einer Körperhälfte zur anderen. Wenn z. B. Migräne auf einer Seite beginnt und am nächsten Tag zur anderen Seite gewandert ist, dann wird sie mit Lac caninum geheilt. Substanz hat sich auch bei Anginen bewährt.

Lac humanum (Menschliche Muttermilch)

Angst, allein zu sein, nichts zu sein und allein sterben zu müssen. Bei Essstörungen und Süchten (Rauchen). Fühlt sich nicht angenommen. Kann wie Sepia hin- und hergerissen sein zwischen Karriere und Familie. Folgen von Tod der (milchgebenden) Mutter bei der Geburt des Kindes: Der betroffene Mensch braucht dann eventuell irgendwann im Laufe seines Lebens Lac humanum.

KB: Verlangen nach Süßigkeiten. Unverträglichkeit von Milch. Einschlafprobleme bei Kindern (die Mutter muss sich dazulegen). Schwindel, als würde er schweben. Spannungskopfschmerz während der Menstruation. Sandgefühl in den Augen. Speichelfluss im Schlaf (vgl. Mercurius). Daumenlutschen, Nägelbeißen. Stillprobleme. Brustdrüsenentzündung.

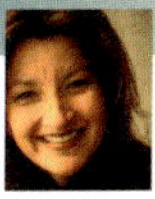

Lachesis (Buchmeisterschlange, Viper)

Überreizung, die nach einem Ventil sucht. Kann weder Druck noch Einengung ertragen, weder körperlich noch psychisch. Eifersucht bis hin zum Verbrechen. Misstrauen, Argwohn. Befindet sich in einer Konkurrenzsituation. Besitzergreifend. Grundkonflikt zwischen aggressiven und sexuellen Impulsen auf der einen Seite und den Anforderungen des Gewissens auf der anderen Seite.

KB: Wirkung auf die Blutgerinnung (in hohen Potenzen gerinnungsfördernd, in tiefen Potenzen eher blutverdünnend). Wichtiges Mittel bei Entzündungszuständen (Blinddarm, Brustdrüse). Blutwallungen mit Angst und Beklemmung, muss die Kleider öffnen, Schweißausbruch. Auffällig: Kann nichts Enges um den Hals ertragen und bekommt Erstickungsgefühle.

INFO

Lachesis ist eines der wichtigsten Mittel bei Beschwerden im Klimakterium.

Lilium tigrinum (Tigerlilie, Große Türkenbundlilie)

Unselbständig, verlässt sich gerne auf andere. Widerspruch zwischen großem sexuellen Verlangen und moralischen Wertvorstellungen. Große Eile, fühlt sich ständig gehetzt, wie durch dringende Pflichten und völliger Unfähigkeit, ihnen nachzukommen. Möchte verschiedene Dinge auf einmal tun. Nymphomanie. Hysterisches Verhalten, sehr launisch, zickig, schnippisch. Will nicht angesprochen werden, wird deshalb gewalttätig. Angst um die Zukunft. Leidet unter fehlender Verbindung zu seinen Mitmenschen. Muss sich beschäftigen, um das sexuelle Verlangen zu unterdrücken.

KB: Weibliche Sexualorgane, mit Schmerzen und Gefühl, als falle der gesamte Beckeninhalt heraus. Nervöse Herzsymptome mit Schmerz im rechten Arm. Gefühl elektrischen Stromes in den Fingern und Armen. Beschwerden bessern sich durch Liegen auf linker Seite, frische Luft, Beschäftigung.

INFO

Lilium tigrinum ist eines der wichtigsten gynäkologischen Mittel (Verlagerungen der Gebärmutter, chronische Entzündungen, Ausfluss, Neuralgie der Ovarien).

Lycopodium (Kolbenbärlapp, Keulenbärlapp)

Geistig lebendige Menschen mit überdurchschnittlicher Intelligenz. Lebhaft, aktiv. Leicht cholerisch, zornig, auch hypochondrisch. Traurige Stimmung, muss den ganzen Tag weinen ohne Grund. Lachen und Weinen liegen eng beieinander. Kann keinen Widerspruch ertragen. Sucht Streit. Gebraucht falsche Worte, macht Schreibfehler. Verspricht sich leicht (sagt Äpfel anstatt Birnen). Zerschlagenheitsgefühl, großes Bedürfnis sich hinzulegen.

KB: Leber, mit Auswirkung auf die Nieren und den Magen-Darm-Trakt. Rheumatischer Formenkreis. Chronische Zustände infolge Selbstvergiftung mit Stoffwechselprodukten. Gallensteine, Nierensteine, Kolikanfälle, Fieber. Wanderung der Symptome von der rechten Körperseite auf die linke. Starke Blähsucht. Gesicht: gelblichblass, faltige Haut. Bei Männern vorzeitiges Erlöschen der Potenz.

Magnesium carbonicum (Bitterspat, Bittersalzerde)

Überforderung, muss alles alleine schaffen. Manager, Angst vor Herzinfarkt. Fühlt sich verlassen. Bedürfnis nach menschlicher Nähe und Zuneigung. Mutterkontakt fehlt. Friedensstifter. Hohe Aggressionsbereitschaft, auch Autoaggression (Kopf gegen die Wand schlagen). Sorgen und Pflichten zehren. Ist genervt, ruhelos und reizbar. Viele Sorgen um die Existenz. Saurer Körpergeruch.

KB: Krämpfe in allen Hohlorganen (Magen, Darm, Luftröhre, Gebärmutter – bei krampfartigen Schmerzen während der Periode). Muskelkrämpfe. Gefäßkrämpfe. Auch in Verbindung mit Halsweh, Schnupfen, Magenbeschwerden, Gliederschmerzen.

INFO

Magnesium carbonicum – typische Beschwerden moderner Berufstätiger und Stadtmenschen sowie von Heim- und Waisenkindern.

Magnesium muriaticum (Salzsaure Bittererde)

Verträgt keinen Streit und versucht, überall Frieden zu stiften. Fühlt sich als Mutter als Versager. Extreme Gewissensbisse, der Mutterrolle nicht gewachsen zu sein. Für Kinder, die leiden, wenn sich die Eltern streiten. Schwermut, Depression, Traurigkeit, besonders morgens. Tiefes, schweres, schwarzes Leid, das sich nicht in Worte fassen lässt. Freudlosigkeit. Empfindlich gegen Ungerechtigkeit, wird als unerträglich empfunden. Sexueller Missbrauch als Kind. Fühlt sich verlassen und einsam. Gefühl, ohne Freunde zu sein.

KB: Nerven- und Muskelschmerzen. Leber- und Magenleiden. Schafkotartiger Stuhl. Viel Durst. Sodbrennen. Aufregung verursacht schlechten Schlaf, Kopfschmerzen und Magenbeschwerden.

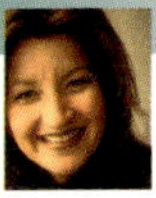

Magnesium phosphoricum (Magnesiumphosphat)

Große Sehnsucht, vor anderen etwas zu gelten. Möchte gesehen werden, weil er dadurch das Gefühl hat, dass es ihn gibt. Mangelnder Selbstwert mit blockiertem Zugang zum Eigenwert. Unmöglichkeit, klar zu denken.

Schmerzmittel: heftige, schneidende, bohrende, durchdringende, ausstrahlende, schießende, stechende, blitzartig kommende und vergehende, oft die Stelle wechselnde, neuralgische und krampfartige Schmerzen.

KB: Krampf- und kolikartige Schmerzen in allen Hohlorganen. Schmerzen kommen und vergehen, sind schlimmer bei Nacht. Auffällig: Bewegung bessert nicht, im Gegensatz zu den übrigen Magnesiumsalzen. Wärme, Druck und Zusammenkrümmen bessert.

INFO

Für alle Magnesium-Modalitäten ist der anfallsweise Charakter der Schmerzen typisch.

Medorrhinum (Nosode aus Gonokokkeneiter)

Extrem gegensätzliches Verhalten. Leidenschaftliche Menschen. Extremisten. Nachtmenschen. Gegensätzlichkeit: Offenheit/Verschlossenheit, Aggressivität/Schüchternheit, fanatische Tierliebe/Misshandlung von Tieren, übermäßige Sexualität/Impotenz, übernimmt zu viel Verantwortung/lehnt Verantwortung ab. Angst: vor Prüfungen, vor etwas Neuem, vor einer Verabredung, um die eigene Gesundheit, dass jemand hinter ihm steht, vor dem Alleinsein. Furcht, lästig zu sein, abgelehnt zu werden, vor Geistern, Hunden, Katzen, schleimigen Tieren, vor Unglück. Gedächtnisschwäche für Namen, selbst seinen eigenen. Legasthenie. Gewalttätig, aggressiv, wild. Heftig, Wut führt zu Gewalttaten. Gegensatz: Sanftheit, Gehemmtsein. Jugendliche beginnen oft früh, Alkohol zu trinken und Rauschgift zu nehmen. Gefühl der inneren Leere.

KB: Spezifisches Reaktionsmittel.

Mercurius solubilis Hahnemannii (Quecksilber)

Hastiges Wesen, in Bewegungen und beim Sprechen. Gereiztheit. Angst und Besorgnis. Große Unruhe. Meint, den Verstand zu verlieren. Impulse von Gewalttätigkeit. Sehr sensibel. Kann nicht arbeiten, wenn er beobachtet wird. Revolutionär.

KB: Nervensystem. Zittern, Ameisenlaufen. Parkinson. Abnormale Erkältungsneigung. Knochenerkrankungen. Drüsenschwellungen. Hauptmittel für Colitis ulcerosa.

Gut zu wissen

Viele Menschen sind mit Quecksilber belastet

Nicht nur durch Amalgam wird der Körper mit Quecksilber belastet, sondern auch durch Impfstoffe, denen Thiomersal, eine Quecksilberverbindung, zugesetzt wurde oder noch wird. So wurden Kinder bis zum Jahre 2003 während der Impf-Grundimmunisierung in den ersten beiden Lebensjahren mit etwa 200 mg Quecksilber belastet! (Siehe Webseite Deutsches Ärzteblatt: http://www.aerzteblatt.de/v4/news/news.asp?id=16583).
Eine chronische Vergiftung führt zur Schädigung des Nervensystems, Kopfschmerzen, Schwindel, schlechter Merkfähigkeit, Reizbarkeit, Aufbrausen, Unrast, Müdigkeit, Schlaflosigkeit, Unentschlossenheit und ängstlicher Schüchternheit.

INFO

Nux vomica ist das beste Mittel bei Alkoholkater oder anderen Vergiftungen durch Drogen (Nikotin) und Medikamente.

Nux vomica (Brechnuss, siehe Seite 72)

Lebhaft, cholerisch, aufbrausend, ungeduldig und nervös. Nörgelt, schimpft. Jähzornig mit rabiater Ausdrucksweise. Besonders ärgerlich bei Widerspruch. Eifrig, feurig, hitzig oder auch tückisch, boshaft, zornig.

KB: Nervensystem. Verdauungsorgane. Magendruck, Sodbrennen, Verstopfung. Hämorrhoiden.

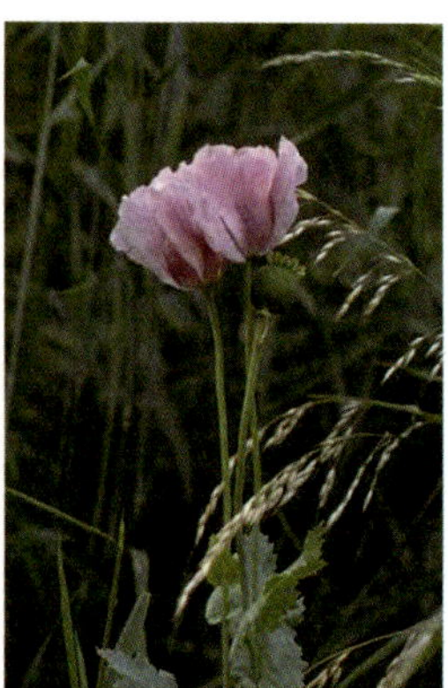

Papaver somniferum (Foto Gudjons)

Opium (Schlafmohn, Papaver somniferum)

Beschwerden durch außerordentliche Freude, Schreck, Ärger oder Scham. Kopf benommen, betäubt, wie berauscht. Schmerzlosigkeit. Wenn die Angst nach einem Schreck bleibt, immer wieder erlebt wird, immer wieder davon geträumt wird. Krämpfe nach Beleidigungen. Eifersucht, verliebte Ekstase. Notorischer Lügner. Mangel an moralischem Empfinden. Gefühllosigkeit für Schamhaftigkeit und feinere Empfindungen.

KB: Nervensystem. Lähmungen, auch des Verdauungskanals. Abgestumpfte Reizempfänglichkeit. Impotenz. Findet Verwendung, wenn der Körper durch Extrembedingung eigene Endorphine bildet und diese zu einer krankhaften „Erstarrung" führen, z. B.: Schläfrigkeit, Lähmungen, Schmerzlosigkeit.

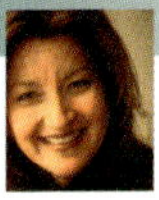

Palladium

Großes Verlangen nach Anerkennung. Legt großen Wert auf die Meinung anderer und misst dem, was andere sagen, sehr große Bedeutung bei. Hat das Gefühl, wenn er nicht gut genug ist, unerwünscht zu sein, vernachlässigt und verlassen zu werden. Großer Mangel an Selbstvertrauen (im Gegensatz zu Platin).

KB: Aus der Zahnmedizin sind Vergiftungserscheinungen bekannt, beispielsweise Schmerzen an Zähnen und Kiefer, Halsschmerzen, Bronchitis, Beeinträchtigung des Immunsystems, Nerven-, Gelenk- und Muskelschmerzen, Muskelkrämpfe, extreme Nervosität, extreme Müdigkeit, Verwirrtsein, Gedächtnisverlust, Depressionen, Schlaflosigkeit, Schweißausbrüche. Herzklopfen, Konzentrationsschwierigkeiten.

INFO

Palladium ist ein silberweiß glänzendes Metall und etwas härter als Platin.

Gut zu wissen

Palladium & Co. – eine unterschätzte Gefahr?

Die Edelmetalle Platin, Palladium und Rhodium werden in Dreiwege-Katalysatoren verwendet, um Autoabgase zu reinigen. In neueren Katalysatoren wird Palladium statt Platin eingesetzt. Palladium kann im Gegensatz zu Platin Kontaktallergien hervorrufen. Während des Katalysatorgebrauchs werden kleinste Mengen Katalysatorstaub in die Umwelt gebracht. Durch die gute Wasserlöslichkeit verteilen sich die genannten Metalle in der Umwelt und gelangen auch in den menschlichen Organismus. Dies ist nur ein Beispiel für die Arzneimittelprüfungen (s. auch Seite 22), die mittlerweile durch Umweltbelastungen ständig stattfinden, deren sich aber die wenigsten bewusst sind. Nur im glücklichsten Fall führt dies, wie im Falle von Nitroglyzerin, zur Entdeckung neuer Homöopathika.

Phosphoricum acidum (Phosphorsäure, siehe Seite 59)

Träge, apathisch, benommen vor Kummer. Schlummersucht und Apathie (bei Phosphor Erregung und Überreizung). Mangelnde Konzentrationsfähigkeit, schlechtes Gedächtnis.

KB: Kopfschmerzen drückender, zusammenpressender Art, wie von einem Gewicht. Frühzeitiges Ergrauen und Ausfallen der Haare. Herzklopfen, blaue Ringe unter den Augen, bleiches Aussehen.

INFO

Zu viel Phosphat in der Nahrung kann Hypermotorik und Hypersensorik verursachen; daran sollte man denken, wenn Kinder viel Cola trinken und Wurst essen.

Phosphorus (Gelber Phosphor)

Freundlichkeit, Mitgefühl und Hilfsbereitschaft zeichnen den Phosphor-Menschen aus. Strahlt Liebe und Liebenswürdigkeit aus. Stark beeindruckbar, beeinflussbar, übernimmt Gefühle anderer Menschen. Verliert sich im anderen und wird deshalb auch leicht ausgenutzt. Kann nicht „Nein" sagen. Viele Ängste. Bittet darum, massiert, gekrault, gestreichelt zu werden. Mangel an Selbstvertrauen. Vergesslich. Schwermut, Depression, Traurigkeit beim Alleinsein und in der Dunkelheit.

KB: Nervensystem. Blutgefäße. Brennende Schmerzen im Oberbauch, mit Erbrechen. Blutungen (Haut, Schleimhäute, Zahnfleisch). Gestörte Leberfunktion. Bewährt bei der Behandlung von Basedow. Schwäche der Augen nach Anstrengung. Netzhautablösung, Rückbildung des Sehnervs.

Platinum metallicum (Platin)

Im Gegensatz zu Palladium glaubt Platin an die eigene Größe. Arroganz, Stolz, Selbstüberheblichkeit, Eitelkeit. Exklusive Ausstrahlung. Extremes sexuelles Verlangen. Nymphomanie, Ehebruch. Eifersüchtig, gesteht es aber nicht ein. Hat das Gefühl, nicht mehr in die Familie zu gehören, Partner/in erscheint fremd. Abneigung gegen Ehefrau und gegen die eigenen Kinder. Hartnäckige Schlaflosigkeit.

KB: Zentrales Nervensystem. Störungen des Sexualsystems. Starke Erregung mit nervöser Überreizung des Geschlechtstriebes. Platin hat sich bewährt bei Wochenbettdepression und bei Gebärmuttersenkung.

Plumbum (Blei)

Langsame Auffassung. Benommenheit. Kann beim Sprechen nicht das rechte Wort finden. Verwirrung der Gedanken. Aussetzendes Gedächtnis.

KB: Zentralnervensystem. Nervenentzündungen mit Lähmungen und Rückbildung der Muskulatur. Abmagerung, Schwinden der Kräfte. Blutarmut. Blassgraue Gesichtsfarbe. Blei wird hauptsächlich in den Knochen gespeichert, kann aber durch körperliche Anstrengung, nervöse Erregung und Arzneimittel wieder in den Kreislauf gelangen.

INFO

Blei wird häufig verwendet bei Arteriosklerose, geistiger Demenz, Folgen von Schlaganfällen und Bluthochdruck.

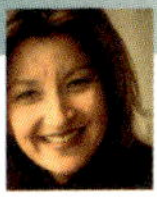

Psorinum (Nosode aus Krätzebläschen)

Furcht, büßen zu müssen, wenn etwas Spaß gemacht hat. Gewissensangst, als ob man ein Verbrechen begangen hätte. Autoritätshörig. Pessimistisch, denkt, alles was er macht, ist zum Scheitern verurteilt. Eigensinnig, starrsinnig. Gedächtnisschwäche. Große Angst vor Verarmung und Bankrott. Angst um die Zukunft. Große Depression und Trübsinnigkeit. Juckender Hautausschlag. Abneigung gegen Wasser und sich zu waschen. Erbliche Trunksucht.

KB: Mangelnde Reaktionsfähigkeit, die von Erschöpfung herrührt, beispielsweise bei chronischen Krankheiten (häufig chronische Drüsen- und Hautkrankheiten). Auffallender Hunger, selbst bei Nacht. Sehr verfroren, selbst im Sommer. Empfindlich gegen Kälte und Luftzug. Rekonvaleszenzmittel bei großer Schwäche.

Pulsatilla (Küchenschelle, siehe Seite 61)

Weinerlich. Will, dass man sich um sie kümmert und sie tröstet. Himmelhoch jauchzend – zu Tode betrübt. Stimmung wechselnd wie Aprilwetter. Nachgiebig.

KB: Regelstörungen und andere Störungen des weiblichen Geschlechtslebens. Depressive Zustände infolge von hormonellen Störungen der Eierstöcke und der Hypophyse. Venöse Stauungen, akuter Gelenkrheumatismus, akuter Schnupfen. Auffällig: durstlos, verträgt kein Fett.

INFO

Pulsatilla verstärkt die ausscheidende Funktion der Haut, Schleimhäute und Niere.

Rhus toxicodendron (Giftefeu, Giftsumach)

Traurig, depressiv und melancholisch. Im Kopf wie betrunken und betäubt. Ruhelos, kann nicht im Bett bleiben. Unwillkürlicher Drang sich zu bewegen. Schmerzen verschlimmern sich in Ruhe.

KB: Muskelrheumatismus, Gelenkrheumatismus. Wirkt auf die meisten Gewebe des Körpers und auf die Gefäße, jedoch keine Beziehung zu Stoffwechsel und Hormonen. Grippe mit den typischen Gliederschmerzen. Hautausschläge scharlachartig mit Brennen und Jucken. Auch Bläschen, Blasen, Quaddeln und Herpesbläschen. Schweiß überall, nur nicht im Gesicht.

INFO

Bei Ischias ist Rhus toxicodendron eines der ersten Mittel.

INFO

Sepia ist eines der wichtigsten gynäkologischen Mittel.

Sepia (Tintenfisch, siehe Seite 67)

Große Gleichgültigkeit gegen alles (Kinder, Mann, Beschäftigungen, Haushalt). Traurig, weint viel. Schwermütig, vor allem morgens. Sehr schreckhaft, die Nerven sind gegen alles sehr empfindlich.

KB: Weibliche Geschlechtsorgane. Östrogenmangel. Senkung der Gebärmutter. Abneigung gegen Geschlechtsverkehr, oft wegen Schmerzen. Regelschmerzen. Bei ausbleibender Periode in den Wechseljahren, Hitzewallungen. Viel Frieren mit kalten Händen und Füßen.

Silicea (Kieselsäure, siehe Seite 112)

Großer Mangel an Selbstvertrauen. Größte Gewissensbisse über Kleinigkeiten. Sehr empfindlich. Sehr wetterfühlig. Schreckhaft. Große Angst vor Misserfolg. Zornig und ärgerlich. Kinder sind scheu, furchtsam, verstecken sich, können aber auch eigensinnig sein. Schwierigkeiten beim Lesen, Schreiben und Denken. Verspricht sich oft und kommt nicht auf die richtigen Worte.

KB: Eines der wichtigsten Mittel bei Eiterungsprozessen, wenn eine schlechte Heilungstendenz besteht. Körperabsonderungen riechen unangenehm (Käsefüße). Große Neigung zu Erkältungen. Erschwerte Entleerung des Darmes.

Spongia tosta (Gerösteter Meerschwamm)

Sehr ängstlich, Todesangst mit Atemnot und Herzbeschwerden. Schreckhaft.

KB: Lymphdrüsen, Schilddrüse, Kehlkopf, Luftröhre, Herz. Trockener Husten, Asthma. Auffahren aus dem Schlaf mit Erstickungsgefühlen. Atmung erschwert – wie durch einen Schwamm. Herzerkrankungen, Angina pectoris, starkes Herzklopfen.

Stannum (Zinn)

Depressive Gefühle mit großer Angst. Mutlosigkeit. Scheu vor Menschen. Unzufriedenheit, in sich gekehrtes Gemüt. Pessimismus, Traurigkeit, Verlangen, allein zu sein. Große Unruhe. Lustlos. Gleichgültig. Größte Abspannung von Körper und Geist, kann nicht lange bei einer Arbeit aushalten und muss sich wieder hinlegen und schlafen. Benommenheit.

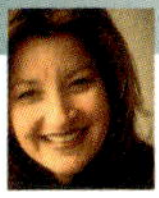

KB: Typisch für Stannum sind langsam an- und abschwellende Schmerzen (Kopfschmerzen, Kolikschmerzen). Leber. Senkungen der weiblichen Geschlechtsorgane, wenn das Gefühl der Schwäche wahrgenommen wird (Gebärmuttersenkung – Vergleichsmittel Sepia und Platina). Druck bessert Schmerzen. Lähmungsartige Schwäche mit Zittern bei jeder Anstrengung.

Staphysagria (Stephanskraut, Läusesamen, siehe Seite 56)

Verletzter Stolz. Traurig und wie seelisch abgestorben, voller Kummer. Jedes Wort ärgert ihn. Sehr gereizt und launisch. Heftige Wutausbrüche, wirft mit Gegenständen. Leicht beleidigt. Voller Angst. Immer mit sexuellen Gedanken beschäftigt. Hang zu Einsamkeit und Meiden des anderen Geschlechts. Verzweifelt und aufs Äußerste niedergedrückt.

KB: Haarausfall. Gerstenkorn. Neurodermitis. Unfähig zu schwitzen. Starker Juckreiz, kratzt sich wund. Psoriasis nach Entrüstung oder Zurechtweisung. Schnittwunden mit starken Schmerzen (Operationsfolgen; alles was mit Gewalt gedehnt wurde, z.B. Katheterisierung; Hauptmittel für Folgen nach Vergewaltigung). Reizblase. Nierensteine.

Stramonium (Datura stramonium, Stechapfel, siehe Seite 80)

Neigung zu Gewalttätigkeiten mit Schlagen, Treten, Beißen, Schreien und Beschimpfen. Lebhafte Phantasien. Erregungszustände höchsten Grades mit Toben. Große Schreckhaftigkeit. Angst vor Annäherung anderer. Unaufhörliches Beten. Verlangt nach Licht (seltener auch nach Dunkelheit). Auffällig: Fehlen von Schmerzen.

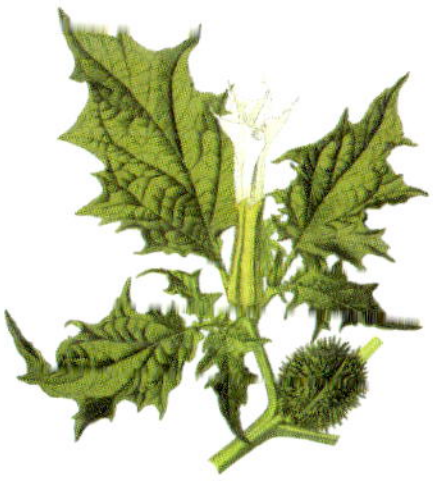

Datura stramonium

KB: Nervensystem. Gestörte Motorik. Zucken, Zittern, Krämpfe. Störung der Koordination mit Unsicherheit des Gangs. Mangelhafte Artikulation, Stottern.

Sulfur (Schwefel)

Große Zerstreutheit. Vergesslich. Ungeschickt. Macht hier was und dort was und bringt doch nichts zustande. Widerwille gegen Beschäftigung und Bewegung. Trägheit des Geistes und des Körpers. Unordentlich. Zu faul zum Frühstücken. Neigung zu zornigem Auffahren.

KB: Haut, Pfortadersystem, Leber, Verdauung, Venensystem. Gestaute Venen. Brennende Krampfadern, Hämorrhoiden. Hitzegefühl auf dem Scheitel und in den Füßen, die nachts aus dem Bett gestreckt werden. Brennende Hitze an den Handflächen. Auffällig: Morgens Durchfälle, die den Mensch aus dem Bett treiben. Hautausschläge sind trocken, heftig juckend und brennend. Sie verschlimmern sich in der Bettwärme. Großes Verlangen nach Süßigkeiten. Rheumatismus.

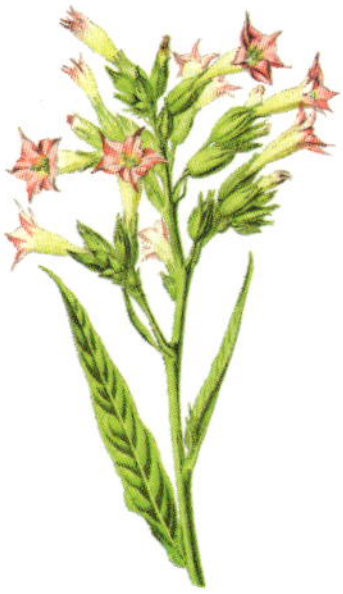

Nicotiana tabacum

Tabacum (Tabak)

Fühlt sich elend. Verdrossenheit und Schwermut. Bangigkeit und Beklommenheit. Zustände von Angst und Verzweiflung. Angst, er müsse plötzlich sterben. Besserung durch Weinen. Vergesslichkeit, schlechte Auffassungsgabe und Konzentration. Schwerfälligkeit des Denkens.

KB: Nervensystem, Gefäße, Herz, Magen-Darm-Kanal und andere Hohlorgane (Krämpfe). Vorübergehende Blindheit. Schielen, Doppeltsehen. Ohrensausen. Kollaps. Übelkeit mit kaltem Schweiß. Kopfschmerzen mit Übelkeit und Schwindel. Herzkrämpfe mit eisiger Kälte und Angst. Gesichtsblässe und kalter Schweiß. Heftige Krämpfe im Magen und Darm mit Durchfällen. Will den Bauch nicht bedeckt haben. Glieder sind kalt und blau, kalte, schwitzende Hände (weitere Kollapsmittel mit kaltem Schweiß sind Veratrum album, Camphora, Aconitum). Gegenmittel bei Missbrauch von Tabak (möglich sind auch Ignatia, Nux vomica).

Tarantula hispanica (Spanische Tarantel)

Ursache für einen Tarantula-Zustand können starke und plötzliche Gemütsbewegungen sein. Unerwiderte Liebe und die Notwendigkeit, attraktiv zu erscheinen. Die Folge ist eine gesteigerte und außer Kontrolle geratene Erregbarkeit, sowohl auf sensorisch-motorischem als auch auf psychischem Gebiet. Ungewöhnliche Energie. Rhythmisches Tanzen. Sinneseindrücke steigern sich zu Illusionen und Halluzinationen. Aggressivität. Neigung zu Verstellung (simuliert Krankheit),

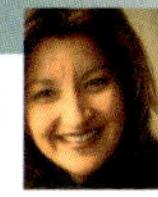

Verhehlen und Verstohlenheit (Kleptomanie) können auftreten. Stimmung schlägt von einem Extrem ins andere: Von Lachen, Singen, Tanzen bis hin zu tiefer Niedergeschlagenheit.

KB: Plötzlicher Schwindel, so dass der Mensch zu Boden stürzt.

Thallium

Reizbarkeit und Gewalttätigkeit. Erregungszustände. Weinanfälle und Teilnahmslosigkeit. Depression und Schlafsucht. Aber auch Hartnäckige Schlaflosigkeit trotz allerstärkster Schlafmittel. Psychosen.

KB: Nervensystem: Nervenschmerzen von äußerster Heftigkeit, schlagartig einsetzend, blitzartig, reißend, bohrend, brennend; vor allem die Beine sind befallen. Allgemeines Kältegefühl. Endokrine Drüsen. Amenorrhoe (Ausbleiben der Regelblutung). Impotenz bei Männern. Starke Abmagerung. Kompletter Haarausfall, einschließlich der Bart- und Schamhaare und Augenbrauen.

INFO

Info zu Haarausfall: http://www.haarerkrankungen.de/therapie/haarausfall_aeussere-einfluesse.htm

Thuja (Lebensbaum)

Verstimmt, niedergeschlagen, traurig, mutlos mit düsterer Stimmung. Angst und Sorge um die Zukunft. Gefühl, als wäre er aus Glas und zerbrechlich. Der Kopf ist benommen und zum Denken unfähig. Zerstreut, verrichtet mal dieses, mal jenes.

KB: Große Erkältungsanfälligkeit durch kalt-feuchtes Wetter. Allgemeine Frostigkeit. Die Haut ist fettig. Starkes Schwitzen an unbedeckten Teilen (Gesicht, Oberlippe, Hals).

Valeriana (Baldrian)

Große Unruhe mit Schlaflosigkeit. Kann erst gegen Morgen einschlafen. Ein Gedanke jagt den nächsten. Überempfindlichkeit aller Sinne. Gefühl in der Luft zu schweben. Heftig scheltend und schreiend. Von Angst ergriffen, der er entfliehen will, obwohl er nicht gehen kann, ohne von einer Seite auf die andere zu schwanken.

KB: Ruhelosigkeit, Ohnmachtsanwandlungen, Gliederzittern, Bauchkrämpfe.

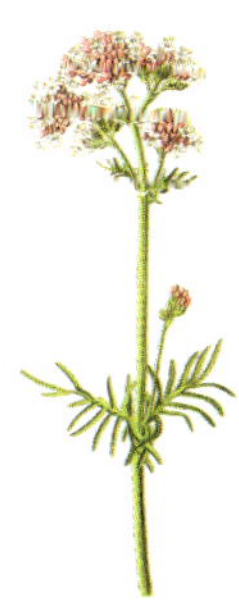

Valeriana officinalis

Bildnachweis und Bezugsquellen

Homöopathika

Gudjons Apotheke
Wankelst. 1
D-86391 Stadtbergen-Deuringen
Tel.: 0821 / 4 44 10 00
Fax: 0821 / 4 44 10 01
E-mail: apotheke@gudjons.com

Deutsche Homöopathie-Union
Ottostr. 24
D-76227 Karlsruhe
Tel.: 0721 / 40 93 01
Fax: 0721 / 40 93 263
E-mail: info@dhu.de

Original Prof. Jäger-Kamelbetten

Anton Karl Tölle GmbH
Untere Ortsstraße 1
D-86576 Schiltberg
Tel.: 08259 / 426
Fax: 08259 / 1522
E-mail: info@toellegmbh.de
www.toellegmbh.de

Bildnachweis

S. 2: Heidi Offterdinger,
www.fotodigital-karlsruhe.de

S. 32: Klaus Buschmann,
www.open-service.de

S. 45, 52: Norbert Reismann,
Neuer Weg, 78052 VS-Pfaffenweiler

S. 50, 56, 72, 80, 112, 130, 134, 138, 139, 140, 142: Gudjons Apotheke

S. 66: Thomas Gienger,
Hebelstr. 9, 75438 Knittlingen

S. 67: Univ. Prof. Dr. Robert A. Patzner
Organismische Biologie, Universität Salzburg
Hellbrunnerstr. 34
A-5020 Salzburg, Österreich
E-mail: robert.patzner@sbg.ac.at
www.zoologie.sbg.ac.at/Patzner/home.htm

S. 92, 95, 100, 106: Deutsche Homöopathie-Union

S. 160: Thomas Pieruschek,
Brüsseler Str. 8, 97084 Würzburg

Literatur

Bücher

Bailey, Philip M., Psychologische Homöopathie, Droemersche Verlagsanstalt München, 1998

Barthel, Horst, Homöopathische Schätze von und mit Pierre Schmidt, Barthel & Barthel Verlag, 1994

Braunschweig-Pauli, Dagmar, Krankmacher Jod, Norbert Messing Verlag, 2002

Dorcsi, Matthias, Homöopathie Band 5, Arzneimittellehre, Haug Verlag Stuttgart, 1991

Gawlik, W., Arzneimittelbild und Persönlichkeitsportrait, Hippokrates Verlag Stuttgart, 1999

Hahnemann, Samuel, Organon der Heilkunst, Textkritische Ausgabe der 6. Auflage. Haug Verlag Stuttgart, 1992

Hering, Constantin, Kurzgefasste Homöopathische Arzneimittellehre, Burgdorf Verlag Göttingen, 1995

Jäger, Gustav, Das Leben im Wasser, Kosmos, Stuttgart, ca. 1890

Jäger, Gustav, Entdeckung der Seele Band I + II (Lehrbuch der allgemeinen Zoologie. III. Abteilung: Psychologie), Ernst Günther's Verlag Leipzig, 1884

Jäger, Gustav, Stoffwirkung in Lebewesen, Grundgesetzliches für Lebenslehre und Lebenspraxis, Ernst Günther's Verlag Leipzig, 1892

Jäger, Gustav/Grönbeck, Selma, Warum küssen sich die Menschen? – Der wissenschaftliche Beweis – Die Wirksamkeit der Homöopathie, S. Grönbeck Verlag, www.forum-empore.de, 2002

Leesers Lehrbuch der Homöopathie, Band 4, Pflanzliche Arzneistoffe II, Haug Verlag Stuttgart, 1988

Lehmann, Paulus Johannes, Die Kleidung unsere zweite Haut, Access Verlag Königstein, 1992

Lutze Dr. Arthur, Lehrbuch der Homöopathie, Paul Schettlers Verlag, Coethen 1878

MacRepertory 5,0, Software, enthält das Complete Repertory von Roger van Zandvoort, Murphy, Boger-Boenninghausen, Knerr und viele andere. Cornelia Maria Marent, Joachim-Friedrich-Str. 3, 10711, Berlin. www.MacRepertoryDeutschland.de, 2003

Mebs, Dietrich, Gifttiere, Ein Handbuch für Biologen, Toxikologen, Ärzte, Apotheker, Wissenschaftliche Verlagsgesellschaft Stuttgart, 1992

Mezger, Julius, Gesichtete homöopathische Arzneimittellehre, Band I + II, Haug Verlag Stuttgart, 1995

Morrison, Roger, Handbuch der homöopathischen Leitsymptome und Bestätigungssymptome, Kai Kröger Verlag Groß, Wittensee, 1995

Raba, Peter, Göttliche Homöopathie, Andromeda Verlag, www.andromeda-buch.de, 1999

Riemann, Fritz, Grundformen der Angst – Eine tiefenpsychologische Studie, Ernst Reinhard Verlag, 1997

Schroyens Dr. Frederik, Synthesis, Repertorium homoeopathicum syntheticum, Hahnemann Institut für homöopathische Dokumentation, 1994

Seideneder, Armin, Mitteldetails der homöopathischen Arzneimittel, Band 1–3, Similimum-Verlag Aleksandar Stefanovic, D-53809 Ruppichteroth, 1997–1998

Stauffer, Karl, Klinische Homöopathische Arzneimittellehre, Sonntag Verlag Stuttgart, 1993

Vithoulkas, George, Materia medica viva Band I–IX, Burgdorf Verlag Göttingen, 1991–2002

Vornaburg, Bruno, Homöotanik, Band 1–4, Haug Verlag Stuttgart, 1996

Zaren, Ananda, Kernelemente der Materia medica der Gemütssymptome, Band II, Burgdorf Verlag, Göttingen, 1994

Zippermayer, Philipp, Homöopathische Menschenbilder, Sonntag Verlag Stuttgart, 1997

Zeitschriften

BIORUBIN, Wissenschaftsmagazin, Ruhr-Universität Bochum, Sonderheft 1999, Wie Zellen Düfte erkennen

NEURORUBIN, Wissenschaftsmagazin, Ruhr-Universität Bochum, Sonderheft 2003, Von der Nase bis ins Gehirn, Düfte nehmen Gestalt an, Prof. Dr. Dr. Dr. Hanns Hatt, Seite 14

Forschung Frankfurt, Wissenschaftsmagazin, Johann Wolfgang Goethe-Universität Frankfurt am Main, Heft 1, 2001, Belastet Platin die Umwelt?, Fathi Zereini, Hans Urban, Seite 64

Spektrum der Wissenschaft, Psyche und Verhalten, Aggression, Gewalttätig aus Größenwahn, Seite 70, Heft 1/2002

Spektrum der Wissenschaft, Rätsel Gehirn, Halluzinationen, Seite 34, Psyche, Stress und Krankheitsabwehr, Seite 74, Neurobiologie der Depression, Seite 82 Heft 3/2002

Sprüche

Kohaupt, Ursula, Zen – Harmonie des Herzens, Groh Verlag 2001, www.groh.de, 2001

Fernöstliche Lebensweisheiten, Eberhard Urban, Bassermann'sche Verlagsbuchhandlung, 1996

Buchempfehlung für Krisenzeiten

Die Lavendelfrau, Dagmar Seifert, Roman, Knaur Verlag, Taschenbuchausgabe August 2004

Register

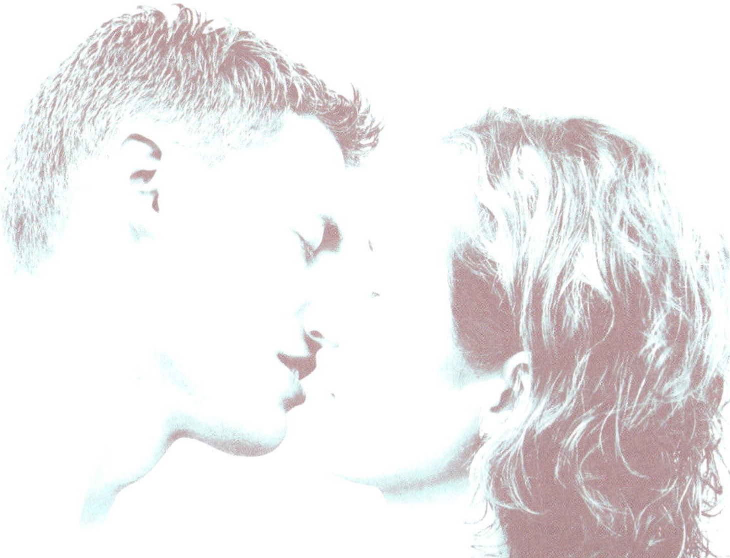

Ein unterhaltsames Buch mit viel Tiefgang und fundiertem Hintergrundwissen über Homöopathie. Es bringt dem Laien in sehr verständlicher Sprache Inhalte von wissenschaftlichen Studien und Theorien näher, die vor mehr als 100 Jahren von Prof. Jäger gemacht wurden, heute aber noch genauso aktuell sind wie damals. Dabei erfährt man nicht nur Interessantes über die Geschichte der Homöopathie, sondern lernt viel über die Welt der Düfte und wie sie auf verschiedenste Weise tief in unser Leben eingreifen, selbst in Situationen, in denen wir nicht daran denken (siehe küssen!).

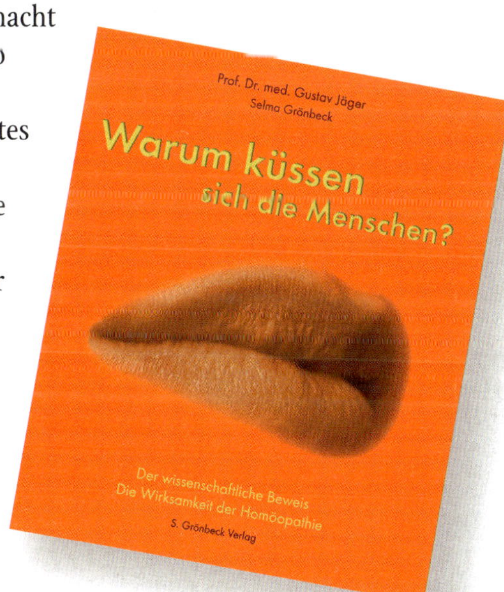

Unterhaltsam und lehrreich – sehr zu empfehlen!

Prof. Dr. Dr. Dr. med. habil. Hanns Hatt,
Ruhr-Uni Bochum

ISBN: 3-9808420-0-2, Selma Grönbeck Verlag

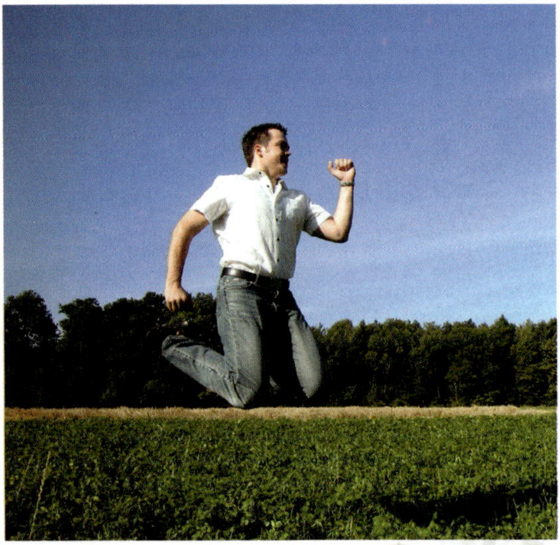

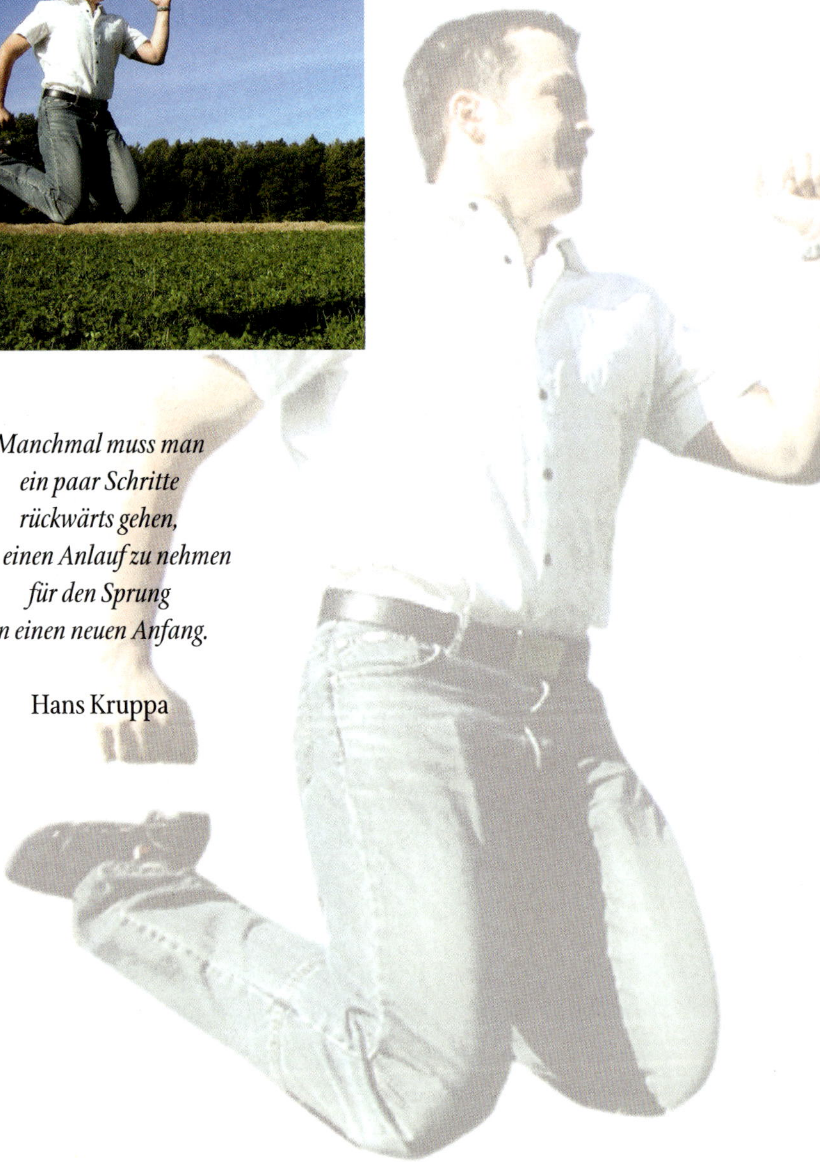

Manchmal muss man
ein paar Schritte
rückwärts gehen,
um einen Anlauf zu nehmen
für den Sprung
in einen neuen Anfang.

Hans Kruppa